01

京都大学「立ち止まって、考える」
連続講義シリーズ

COVID-19の倫理学

パンデミック以後の公衆衛生

Kyoto University
“Let Us Rethink Radically”

児玉 聡

ナカニシヤ出版

はじめに

本書は、京都大学人社未来形発信ユニット（https://ukihss.cpier.kyoto-u.ac.jp/）が二〇二〇年に開始した「立ち止まって、考える」というオンライン講義シリーズの一つとして行われた、「パンデミックの倫理学」という連続講義をもとに執筆したものです。本文にも記した通り、二〇二〇年初頭以来、現代社会に未曾有の危機をもたらしている新型コロナウイルス感染症（COVID-19）のパンデミックは、単に医学を始めとする科学技術のみによって解決できる問題ではなく、哲学・倫理学を始めとする人文社会科学の知も大いに必要とされるものです。本書は、哲学の一分野である倫理学の視点から今回のパンデミックを検討したものとなっています。

以下では、本書の成り立ちと形式面について簡単に記しておきます。

本書の第一講から第五講に当たる講義は、二〇二〇年七月から八月上旬にかけて行われました。補講に当たる講義はその約一年後の二〇二一年八月に実施しました。これらの講義はYouTubeで見ることができます。

・連続講義（3）——倫理学パンデミックの倫理学　https://ukihss.cpier.kyoto-u.ac.jp/1793/
・倫理学——パンデミックの倫理学　一年後…　https://ukihss.cpier.kyoto-u.ac.jp/2435/

オンライン講義では、YouTube Live と Twitter でライブ配信を行い（学内向けには Zoom でも配信）、チャット欄で質問を受け付け、質疑応答を行いました。一時間の講義で、講義に約四〇分、質疑に約二〇分を当てて実施しました。

今回、書籍化するにあたって、当時の講義の内容については表現を言い換えたり文献を追加したりしただけで、基本的に内容のアップデートはしていません。ただし、新しい重要な展開がある場合は注や文献を付けて補足しました。

また、以下の本文では、講義中に行ったウェブアンケートの結果を示しています。第二講から第五講では slido というサービスを用い、また補講では YouTube のチャット欄でライブアンケートを行いました。YouTube のアンケート結果は事後的に確認することができなかったため、筆者が講義中に読み上げたものに基づいています。本文二〇〇頁の投票については正確なパーセントがわからなかったので、図を作成していません。なお、投票結果はそれぞれの選択肢について四捨五入がなされており、合計は必ずしも一〇〇パーセントになりません。

本オンライン講義に関する筆者の所感や裏話などは「あとがき」に記すことにして、さっそく本文を読み進めてもらえたらと思います。

目　次

第一講　パンデミックと倫理学

2020年7月5日

京都大学の文学研究科で倫理学を教えております児玉聡です。今回、「立ち止まって、考える」というシリーズで全五回の講義を行います。

講義の概要は以下の通りです。二〇二〇年七月現在、新型コロナウイルスのパンデミックは現代社会に未曾有の危機をもたらしています。それは単に医学を始めとする科学技術のみによって解決できる問題ではなく、哲学、倫理学を含む人文社会科学の知も大いに必要とされています。本講義では、医療や公衆衛生の問題を中心に、パンデミックを倫理学の視点から一緒に考えていきたいと思います。

本日は「パンデミックと倫理学」という総論的な話をします。二回目以降は、「大型クルーズ船と隔離の問題」、「人工呼吸器を誰に配分するか」、「自粛か強制か」、「ポスト・パンデミックの世界」という話をします。みなさんもぜひ、ご一緒に考えていただければと思います。

■公衆衛生の倫理

今回は「パンデミックと倫理学」という題で、この新型コロナウイルス感染症（COVID-19）のパンデミックに対して倫理学からどうアプローチするかということを考えたいと思います。

日本のCOVID-19の感染対策については、他国と比較して見た場合、比較的うまくいっていると言われています。「感染対策が本当にうまくいっているのか」という問いは、公衆衛生学や医学の研究者が明らかにすることかと思いますが、倫理学として重要なのは、そうした対策が倫理的に見て正しいか正しくないかという問題です。仮に感染症のコントロールがうまくいっていたとしても、それに伴う個人の権利の侵害が甚大であるような場合、公衆衛生の観点からはそれでうまくいったと言われても、倫理的な観点からはうまくいっているとはとても言えないでしょう。そこで、たとえば緊急事態宣言に基づく外出自粛や休業要請とか、ダイヤモンド・プリンセス号の停留措置の問題、あるいは、日本ではまだ深刻な問題として議論されていませんが、海外で議論されている問題として、人工呼吸器や今後のワクチンの配分の問題などについて倫理学の観点から考えたいと思っています。

さて、この感染症対策というのは、古典的には公衆衛生の問題として議論されてきたものであり、それに対して今日、「公衆衛生の倫理（public health ethics）」という分野が出てきております。私もしばらくこの分野の研究をしていたので、公衆衛生の倫理というのがどういうものかについてみなさんにご紹介しながら、倫理学としてどうこのパンデミックの問題にアプローチするかというお話をしたいと思います。

なお、ここで言う「倫理」というのは、法と道徳を含む広い意味での倫理ということになります。ですので、個々人がどう生きるかということだけではなくて、社会としてどうあるべきか、どういう法律や政策を作るべきかということも含めて考えたいと思っています。ただ、私自身は法律の専門家ではないので、法律の専門的な話は他の方に任せたいと思います。

■公衆衛生とは

まず、そもそも公衆衛生とは何でしょうか。あまり聞いたことのない人もいるのではないかと思います。私はたまたま公衆衛生大学院というところでしばらく教える機会があったので、この領域を比較的よく知ることができたのですが、多くの方は公衆衛生という言葉にあまりなじみがないのではないかと思いますので、それについてご説明したいと思います。

まず公衆衛生の定義ですが、日本の公衆衛生の教科書では非常に古典的な公衆衛生の定義が今も使われています。米国のイェール大学で初代の公衆衛生学の教授だったウィンズローという先生がいますが、この方が次のように定義したものです。「公衆衛生とは、組織化された地域社会の努力により疾病を予防し、寿命を延長し、健康と効率の増進をはかる科学であり、技術である」[1]。一読しただけではわかりにくいかもしれませんけれども、私が大雑把に要約しますと、感染症対策や健康増進などの予防活動を主とする実践的な研究領域だと言えます。科学（学問）としては「公衆衛生学」、技術（実践）としては「公衆衛生」ですが、英語ではいずれもパブリック・ヘルスです。

「公衆衛生」という言葉についてもう少しご説明します。まず「公衆」という言葉です。これは一般の人々を指す言葉だと理解できるかと思いますが、今では「公衆浴場」や「公衆電話」という言葉はあまり使わなくなり、もう「公衆トイレ」ぐらいでしか用いないのではないかと思います。もう一つの「衛生」という言葉は「衛生用品」とか「衛生的」という表現が今も使われますが、いささか難しい言葉でありま す。明治期に活躍して、内務省内に衛生局という部局を作った長與専齋（ながよせんさい）という人がいますけれども、その人が「衛生」という言葉を作ったということが知られています。

次は『医療福祉の祖――長与専斎』という本にある説明です。この専斎が一八七三年（明治六年）に「医制」を起草したとき、原語（ドイツ語の Hygiene）を直訳して「健康」または「保健」などの文字を使うことも考えたそうですが、これではあまりに露骨すぎて面白くない、と。別に適当な語はないかと思い巡らした際、ふと荘子の『庚桑楚篇（こうそうそ）』に衛生という語句があったのを思い出して、これは字体も高雅であり、また発音も悪くないと思って、これを健康保護の事務に適用し、そのうえ内務省内の局名としてはと申し出て、それが承認され、ここに衛生局というものができたということです。[2] これが「衛生」という言葉の始まりで、戦後はアメリカの影響もあって「パブリック・ヘルス」に対応する「公衆衛生」という言葉が定着することになります。

衛生という字は、生を衛る（まもる）という意味だと思いますが、いかめしげな言葉で、月のように惑星の周りを回っている衛星なのか、公衆衛生の意味での衛生なのかというのは聞いただけではなかなかわかりませんし、難しい言葉だと思います。長與專齋が「露骨すぎて面白くない」と言わないで、素直に「健康」とか「保健」とかにしておいてくれたらよかったのにと思わなくもありません。もちろん保健という言葉は今日でも、保健の授業や保健所等で使われているわけでありますが。

■公衆衛生と医療の関係

衛生や公衆衛生という言葉については以上です。次に、公衆衛生と医療はどういう関係にあるのかというと、なかなか難しい問題があります。次の表は米国のハーバード大学の School of Public Health（日本の公衆衛生大学院に当たるもの）のウェブサイト上で両者について説明されているものをお示ししております。[3]

公衆衛生は、医療と対比的に説明されています。ここでいう医療は、通常みなさんが病院に行って受け

表１　公衆衛生と医療の関係

	公衆衛生（public health）	医療（medicine）
主要なフォーカス	住　民	個　人
価値観（ethic）	社会奉仕（public service）	個人奉仕（private service）
重点（emphasis）	住民全体の疾病予防と健康増進	個人の患者の疾病の診断と治療とケア
介入の形態	環境、行動や生活習慣、医療のあり方を対象にしたさまざまな介入	主に医療的介入
資格制度	公衆衛生の学位　および多様な専門家認定制度	医学の学位　および統一された専門医制度
数理科学の重要性	分析方法および教育として必須	重要になりつつあるが、教育はまだ比較的マイナー
社会科学の重要性	公衆衛生教育では必修科目	医学教育では選択科目

る検査や治療のことです。まず、主要なフォーカスです。公衆衛生では一般住民全体あるいはその一部の集団が対象になります。それに対して医療では、基本的には個人つまり患者一人ひとりを対象にするということになります。価値観は大きく対比すると、公衆衛生は社会奉仕、医療は個々の患者の利益を考えるということで個人奉仕という対比になります。もちろん医療従事者の多くの方は地域のために働いているという意識があると思うので、これはあくまで傾向と言うべきかもしれません。また、活動の重点ということになると、公衆衛生は住民全体の疾病予防と健康増進を目的にしているのに対して、普通の医療というのは、個人の患者の疾病の診断と治療・ケアというのが中心になっています。たとえばみなさんが病気になって、病院に行って治してもらうということを考えていただければと思います。

四つ目の介入の形態というところ、ここもなかなか重要な点です。公衆衛生においては環境や行動や生活習慣、あるいは医療制度も対象にして、さまざまな介入を行います。これはたとえば、健康増進に資するようなまちづくりをするとか、みなさんの生活習慣に介入する、あるいは医療保険の制度を整えるだとか、そういった医療を含めたいろいろな制度あるいは環境を変えることで、みなさんの健康を守ろうとするということであります。それに対して、医療というのはみなさんが考えるような、生物医学的な介入と言われたりもしますが、主に薬や手術を用いて直接身体に介入するものになります。

こういう対比はなかなか難しいところもありまして、もちろん医師や看護師などの医療従事者の方が保健所で働いているように、公衆衛生をやっている医療従事者の方も多くいるため、とくに日本においては医療というと公衆衛生も含むというかたちで考えられるかもしれません。ただ、大きく分けるとこういう概念の枠組みがあり得るということであります。

■ 感染症対策と倫理

ここまで公衆衛生について説明してきましたが、次に、ではそれがいったい倫理とどういう関係にあるのかということをお話したいと思います。これまた大雑把な説明になりますが、とくに公衆衛生の一つの柱である感染症対策がどのような倫理的問題を生み出すかという話をしたいと思います。

公衆衛生や医学の概論ではよく言われることですが、みなさんのかかる病気、あるいはみなさんがかかって死ぬ病気というのは時代や地域によって変わります。たとえば欧米や日本では戦後の一九五〇年代、六〇年代に感染症で死ぬ人よりも慢性疾患で死ぬ人の方が多くなってくるという、疾病構造の転換がありました。これは有名な逸話ですが、一九六七年に米国の公衆衛生局長官のウィリアム・スチュアートという人が、「感染症に関する本は閉じるときがきた。これからは、がんや心疾患のような慢性疾患に国費を用いるべきだ」と言ったとされています。つまり、それまで結核とか天然痘やポリオその他の感染症が猛威を振るっていたわけですが、ペニシリンを代表とする抗生物質の発見や、社会の衛生状態の向上およびワクチン接種による予防活動の進展により、感染症はだいぶ抑えられるようになってきたため、これからは感染症ではなくて個人がかかる病気、たとえば生活習慣によって引き起こされると考えられるような病気に対策をシフトすべきだということを言ったわけです。この言葉は非常に有名で、感染症から慢性疾患へのシフトということがいわれるときには大体出てくるのですが、最近の論文では、[4] ウィリアム・スチュアートは実はこのような発言をしていなかったという話もありますので、注意が必要だと思いますが、いずれにせよ当時の時代精神を象徴的に示しているものだと思います。

ただ、みなさんご存知のように、感染症がすべて制圧されたかというと決してそうではありません。たとえば、一九八〇年代には、HIV／エイズが大きく問題になりましたが、今日でもさまざまな感染症の脅威があります。一つには再興感染症、つまり今まである程度コントロールされていた感染症がまた流行してきたものです。たとえばマラリア、結核などです。とくに結核は抗生物質耐性型の結核が出てきて問題になっています。またもう一つには新興感染症つまり新しい病気として、HIV／エイズ、狂牛病といわれるBSE、SARS、新型インフルエンザ、MERS、それで今回のCOVID-19などが出てきているわけです。

そこで、人々の健康を守るという公衆衛生の観点からは感染症対策をしなければいけないのですが、対策の仕方によっては、さまざまな倫理的問題が発生します。がんだとか心疾患のような非感染症の場合は、慢性疾患で時間もあるため、インフォームド・コンセントを重視して患者個人の自由を最大限尊重しましょうという、いわゆる生命倫理で言われるようなモデルが当てはまりやすいわけですが、感染症に関してはなかなかそうはいきません。個人の自由を尊重して放っておいたら他の人に病気がうつるし、他の人からもうつされる。そこで、感染拡大を防ぐために、移動の自由を制限したり、強制入院や隔離を行ったり、あるいは濃厚接触者と今回呼ばれているような接触者を追跡する調査なども必要になります。また、個人の自由とは別の話になりますが、感染者が大勢出てくると、医療資源の配分のような問題も深刻な問題として生じるということがあります。

二〇〇九年に新型インフルエンザが流行したときの東京都のパンフレットを見ると、「みんなで備えてみんなで防ぐ」と書いてあります。[5]「集団防衛」という言い方もしますが、人にうつる感染症では、みんなで守る、みんなで防ぐという発想が非常に重要になります。そこで、人々の健康を守るという公衆衛生的観点からは、感染症対策のために個々人の自由を制限することが必要になってきます。これが倫理学的には非常に重要な問題になるわけです。

■ 生活習慣病対策と倫理

ついでに言っておきますと、公衆衛生のもう一つの柱として、生活習慣病対策というのがあります。公衆衛生の倫理ではこちらも大きな議論になります。若い人はもう知らないと思いますが、生活習慣病はかっては「成人病」と呼ばれていました。昔は慢性疾患というのは、年を取ったら誰でもなるものだということで成人病と呼ばれていたわけです。そうしますと、たとえばがんになったときには、早く見つけて早く治すという、早期発見、早期治療ということが重視されました。これは二次予防と言われ、みなさんが病院や人間ドック等に行って健康診断やがん検診を受けるのがそれに当たります。誰でも年を取ればこうした病気になるのだから、病気の責任は問われないというのが成人病の発想だったと思います。

それに対して、一九九六年に、当時の厚生省の審議会で、慢性疾患は成人病ではなく生活習慣病だという風に、名称とともに対策の考え方が変わりました。がんや高血圧などは、生活習慣によってなる人もいればならない人もいると考えられるようになり、一次予防が重視されるようになります。一次予防というのは、生活習慣を変えて健康増進をすることで、病気にならないようにしましょうという発想です。二次予防だと病気になって早く見つけるという話ですが、疾病予防や健康増進という一次予防は、そもそも病気にならないようにしようという考え方です[6]。

そうしますと、病気にならないように早め早めに介入しなければいけないというので、健康な集団の生活習慣に介入することになります。すると、まだ病気になっていない人、病院にも人間ドックにも来ていない人たちに働きかけて行動を変容させるということが必要になってきます。もう一つは生活習慣によって病気になるのであれば、それは本人の選択の問題ではないかということで、よくいわれる自己責任が問われるようになります。たとえば糖尿病になるのは食生活や運動習慣などに関して本人が無責任だったからではないかというような主張が出てきます。そこで、そのような主張がどこまで正しいのか、またそのような主張に基づいて医療政策を決めていくべきかが問題になるわけです。私自身がそうした主張を支持するわけではないのですが、このようなことが公衆衛生の倫理において議論になります。[7]

ここまでの話をまとめますと、主要な疾病の変遷ということで、生活習慣病がますます重要になってきましたが、感染症も現在でも大きな課題としてあります。また、今日、病気の治療だけでなく病気の予防というのが重視されるようになっています。これによって、公衆衛生というのが、普段はあまり聞かない言葉ではありますけれども、ますます重要度を増していて、それに伴って、いったい公衆衛生目的で個人の自由をどこまで制限してよいかという問題が浮上してきたというわけです。公衆衛生の倫理には他にもたくさん興味深い問題があるのですが、これが一番大きな問題だと思います。今回の COVID-19 のパンデミックにおいても、この個人の自由の問題が非常に重要だと私は思っております。

■公衆衛生と功利主義

ついでですが、私自身は公衆衛生大学院で教える機会があった関係で、この問題に関心があったのですが、もう一つ別の事情があります。それは、私は倫理学における規範理論の一つである功利主義に関心を持って研究をしていますが、この功利主義が近代公衆衛生と大きな接点があるという事情です。[8] みなさんもご存知のように、ジェレミー・ベンサム（ベンタム）という功利主義者がいます。正しい行為というのは最大多数の最大幸福を促進する行為のことだと主張した人です。ベンサムは個々人の行為だけでなく法律や政策についても功利主義の基準で判断しなければならないと考えていました。

ベンサムの弟子にはあとで紹介するジョン・スチュアート・ミルがいますが、エドウィン・チャドウィックという弟子もいて、彼は最大多数の最大幸福を実現するためには公衆衛生が重要だと考えて、一九世紀の初頭にイギリスの公衆衛生改革を進めていきます。イギリスでは一九世紀の前半に、人々が大量に都市に流入して工場労働者になります。そうすると、多くの人が不潔な環境で食べて寝て暮らすようになったため、スラム（貧民街）をきれいにして上下水道を整備する必要が出てきます。これが人道的にも経済的にも必要だというので改革を進める先陣に立ったのが、チャドウィックです。

ただ、チャドウィックは中央集権的な公衆衛生改革を強権的にやって市民から不評を買い、最終的に失脚します。つまり、市民の自由が大きな問題になったわけです。当時の新聞では次のように言われました。「われわれは健康のためにいじめられるよりは、コレラその他に運命をかけるのを好む」、つまり、コレラで死んでもいいから自由にさせてほしいということが当時から言われていたわけです。[9] このように、公衆衛生的な介入が個人の自由を侵害するおそれがあるというのは昔からある問題で、それは功利主義に対してよくなされる批判でもあります。

■個人の自由の規制に関する四つの練習問題

そこで次に、個人の自由をなぜ制限してよいのかという問題を倫理学の観点から考えてみたいと思います。倫理学では「正当化」という言葉を使って、個人の自由の制限が正当化されるのは、いったいいつだろうかという風に問います。倫理学は哲学の一部門なので、子どもの質問と同じというか、あるいは火星から来た火星人が尋ねるような質問になりますけれども、みなさんもそもそも論としてぜひ考えてみてもらえたらと思います。もう少ししたらCOVID-19の話に入りますが、まずは公衆衛生の典型的な問題を練習問題として考えてみてもらいたいと思います。

まず、自転車走行中のイヤホンやスマートフォンの使用制限は認めてよいか。交通安全というと警察の仕事と考える方が多いかもしれませんけれども、交通安全は公衆衛生の大きな課題の一つです。自転車の走行中にスマホやイヤホンを使う「ながら運転」は、二〇一五年から道路交通法で規制されていますが、そのような使用制限は認めてよいでしょうか。認めてよいとしたら、その理由はいったい何でしょうか。この規制の理由ないし根拠を考えることが倫理学的には非常に重要になります。みなさんいかがでしょうか。

［YouTube Liveのチャット欄にコメントが書き込まれる］

多くの人の回答にありますように、他の人に危害あるいは迷惑がかかるから規制してよいのではないかということですが、私もそのとおりだと思います。規制のためにはどのぐらい危険かというリスクの評価が重要でありますが、いずれにせよ、他人への危害になるのだったら規制してよいというのが一つの答えではないかと思います。

では次に、自動車のシートベルトの着用義務についてはどうでしょうか。ピーク時には日本でも毎年二万人以上の人が自動車事故で亡くなっておりましたが、現在は三〇〇〇人台になっているかと思います。その一つの理由としてシートベルトの着用があると思いますが、では自動車のシートベルト着用の義務化というのを認めてよいでしょうか。この問いは、シートベルトが出てきた当時には実際に議論になっていたことです。当初は日本でもシートベルトはうっとうしいだとか窮屈だとか、車が海に落ちたときには死ぬ可能性が高い等々とも言われて、いろいろな理由をつけて着用を義務づけるべきではないと主張されていたのですが、現在そういうことを言う人はかなり少ないと思います。しかし、あえてそもそも論を考えるとすると、なぜシートベルトの着用義務は認めてよいのか。これは自由の制限になるわけですが、それを認めてよい理由はいったい何だろうか。いかがでしょうか。

［YouTube Live のチャット欄にコメントが書き込まれる］

交通事故による危害の問題や医療費増大の問題など、いろいろな回答がありますが、ここで気をつけないといけないのは、他人に危害を加える可能性についてです。自動車事故が起きた場合に、シートベルトを付けていなかったために他人に危害を与える可能性は、もちろんなくはないのですが、シートベルトというのはやはり基本的には着用している本人の安全を守るためにあるものだと思います。したがって、「他人への危害ではなく、本人の安全のために何かを強制してもよいのか」という問題を考える必要があります。この点について、またあとで詳しくご説明します。

では第三に、生レバーの提供禁止は認めてよいでしょうか。これは食品衛生の問題でありますが、食品衛生というのもやはり公衆衛生の大きなテーマです。生レバーの提供禁止を認めてよいか、またもし認めてよいとすると、その理由はいったい何でしょうか。もう覚えていない方もいらっしゃるかもしれませんし、いまだに恨みに思っている人もいるかもしれませんが、ウシのレバー（肝臓）の内部にはO157などの腸管出血性大腸菌がいて食中毒の可能性があり、きちんと火を通せば殺菌できますが、生で提供する場合にはそれを取り除くことが原理的に不可能だということで、二〇一二年に厚生労働省が食品衛生法に基づき提供禁止を決めました。その後、ブタの生レバーも禁止されました。飲食店や小売店での生レバーの提供禁止は認めてよいでしょうか。あるいは、禁止はおかしいでしょうか。その理由も合わせて考えてみてください。いかがでしょうか。

［YouTube Live のチャット欄にコメントが書き込まれる］

これはなかなか難しいと思います。今も食べたいという人も結構いるのではないかと思います。私自身はあまり食べたいと思っていないので、個人的にはどちらでもよいと思っていますが、ただ、個人の自由を制限するにはそれなりの根拠が必要で、いったいどういう理由からこれができるのかを考えることは誰にとっても重要です。生レバーの提供禁止は食べる人本人の安全のためなのか、あるいは他の人に危害を与えるからなのでしょうか。この問題が少し難しいのは、食中毒の原因が感染症であるため、食べた本人が感染して他の人にうつした場合、他人をも危険にさらすという、今回のCOVID-19と同様の、感染症が持つ固有の問題もあるからだと思います。

最後にもう一つ練習問題として考えてほしいのは次の問題です。餅は禁止しなくてよいのか、またその理由は何なのかということです。みなさんはこの問いに意表を突かれたかもしれませんが、餅というのは大変危険な食べ物で、私も普段からなるべく近寄らないようにしています。英国のＢＢＣニュースでも少し前に餅は人を殺すという記事がありました。[10] この餅というのは、とくに正月、年末年始にかけて人を殺すことで知られています。二〇〇九年の食品安全委員会の推計だと、年間約一〇〇〇名ぐらいの人が死ぬとの推計がなされています。[11] この二〇〇九年というのは、こんにゃくゼリーを規制すべきかという議論があったときですが、その際に餅についても推計が出され、こんにゃくゼリーよりも餅の方が窒息リスクが高いことがわかったのです。私は餅の窒息事故について毎年正確な統計をちゃんと出したほうがよいと思っていますが、とにかく危険な食べ物です。

みなさんはどう考えますか。生レバーを禁止するのだったら餅も禁止したほうがよいと思うでしょうか。その根拠はいったい何になるでしょうか。

［YouTube Live のチャット欄にコメントが書き込まれる］

そうですね、餅を食べて亡くなる人は高齢者とか小さい子が多いので、その点も大きな問題だと私も思います。また、餅は餅つきの問題もあって、餅つきによって先ほどのO157等の感染症をもたらす可能性もあります。ここでは普通に販売されている餅をどうするかということを考えていただければと思います。犠牲者は比較的少ないという意見もありますが、仮に毎年一〇〇〇人が死んでいるとするとどうでしょうか。みなさんが正月においしい餅を食べるために日本で毎年一〇〇〇人ぐらい人が死んでもしょうがないというのが、みなさんのご意見になりますでしょうか。ここはなかなか難しいところです。私自身もある程度そのように考えるところはあるのですが、本当にそれでよいかという疑問もあります。とはいえ、窒息死するリスクを引き受けて食べるのであれば、それも個人の自由だという人も結構いるのではないでしょうか。

ミルの『自由論』と他者危害原則

個人の自由の制限については、公衆衛生の倫理学ではいくつかの根拠があると言われています。まず、一番有名なのが、ジェレミー・ベンサムの弟子であるジョン・スチュアート・ミルの他者危害原則です。ミルの『自由論』（一八五九年）は、個人の言論や行動に関してその自由を制限してよいのはいつかという話を論じている本で、非常に面白い本です。

その中でミルはこう言っています。「文明社会の成員に対し、彼の意思に反して正当に権力を行使し得る唯一の目的は、他者に対する危害の防止である」。また、「個人は自己の行為について、それが自分以外の人の利害に関係しないかぎり社会に対して責任をとる必要はない[12]」。つまり、他人に危害を加えない限り、個人の自由は最大限認められるべきだというのが、ミルの考えです。倫理学ではこれを他者危害原則と呼びます。

ですので、この原則から規制可能なのは他人に危害を加えるおそれが高いと考えられる、スマホを見ながらの自転車運転です。逆に、規制不可のものとしてはシートベルトの着用義務です。恐らくミルであれば、シートベルトの着用は本人によく説明して納得してもらって着けた方がよいけれども、それを強制するのはおかしいと言うのではないかと思います。餅、これも他者危害原則からは規制できません。基本的に自分で危険を承知して食べて、それで運悪く死ぬのであれば、それは本人の自由でよいではないかというのがミルの発想です。生レバーは先ほどの感染症の問題があるので、感染リスクとしての危害がどのぐらい他人に及び得るかという問題があって難しいところですが、それでもやはり、他者への感染リスクがあるからといって他者危害原則から生レバーの提供を直ちに禁止するというわけにはいかないだろうと思います。

■パターナリズム

もう一つ、公衆衛生の倫理学でよく知られている規制の根拠としては、パターナリズム（paternalism）という考え方があります。パターナリズムのパター（pater）というのはラテン語で父という意味ですので、父権主義と訳されたりもします。子どもは放っておくと危ないことをしたり虫歯になっても歯医者に行かなかったりするため、親が子どものことを思って何かを禁止したり、何かをやらせたりするわけです。そのように、「本人が自分自身に危害を与えることを国や周りの人が防止する」というのがパターナリズムの発想です。

先ほどのミルの発想だと、成人に対するパターナリズムが存在する余地はないと思われますが、公衆衛生では実はパターナリズム的な規制は場合によっては必要だと考えられております。たとえば先ほどのシートベルトの着用義務や、麻薬の禁止。麻薬もいろいろな理由から禁止されていると思いますが、一つには、あなたの人生を台なしにするからやってはいけないと言われます。ですが、ミルの他者危害原則からすると、それは私の自由なのでほっといてください、私の人生をどうしようが私の自由だということになるかと思います。しかし、ご存知のように、麻薬の所持や使用が禁止されている国は日本を含めて多くあります。こういうパターナリズムは公衆衛生でしばしば見られるところですが、いったいあなた自身のために強制します、または禁止しますというのは、個人の自由や権利を尊重する自由主義（リベラルな）社会でどこまで許されるかということが問題になります。

ミル自身は未成年に対するパターナリズムは必要だとしつつも、成人に対するパターナリズムには反対していました。未成年は、外からの危害と同様、彼ら自身の行為からも保護されなければならないと述べています。一方で、成人のパターナリズムには強く反対しています。ミルは個人が自由に行動することが個人の成長にとっても社会の発展にとっても不可欠だと考えていました。詳しくはぜひ『自由論』を読んでいただければと思います。

■ 全体の利益

個人の自由を制限する根拠として、第三に、全体の利益を目指した介入というのがあります。これは公衆衛生に特徴的な面白いものだと思います。たとえば、虫歯予防のために、水道水にフッ素を入れるという事例があります。これが本当に有効なのかという問題はひとまず置いておきますが、オーストラリアのある地域で実際に水道水にフッ素を入れようとしたときに、その地域の住民への説明会を開きました。ある公衆衛生の専門家は、虫歯予防のために水道水にフッ素を入れることがいかにみなさんの利益になるかということを説明会で力説したのですが、ある老人が手を挙げて、「いったいそれが自分にとって何の役に立つのだ」と言ったというのです。そこであらためてこの老人をよく見ると、その人はまったく歯がなかったのです[13]。この老人にとっては、フッ素を入れても百害あって一利なしということで、本人にとっては何の利益もありません。そういう人がいるにも拘らず、その地域の水道水にフッ素を入れるべきだろうかという問題がありえます。

これが公衆衛生の難しいところで、しばしば公衆衛生ではみんなにまとめて介入するので、大きな利益を得る人もいれば、そうでない人もいる。そうすると、利益を得ない人に対してどうやって強制的な介入を正当化できるかという問題が生じます。これは先ほどのパターナリズムとは少し違うところです。パターナリズムの場合は、あくまで本人の利益のために介入するわけですが、フッ素を水道水に入れるような場合は、先ほどの老人のように明らかに本人の利益にならない人も出てきます。そこで、みんなのために強制、禁止しますというのは自由主義社会でどこまで許されるかという問題があるわけです。

ここまでをまとめますと、公衆衛生の倫理学の大きな課題は、感染症の予防や健康増進のために、個人の自由をなぜ、またどこまで制限してよいのかを明らかにすることです。代表的な正当化の根拠は三つあり、一つはミルの他者危害原則。ただし、この原則だけでは公衆衛生に関してはあまり規制できないという問題があります。もう一つはパターナリズム、そして三つ目には全体の利益の考慮があります。

■今回の外出自粛要請は正当化できるか

駆け足でお話してきましたが、ここまでが前提でありまして、では今回のパンデミックで一番大きな問題の一つだと思われます、法による外出の自粛要請や、他国のような外出禁止というのは、はたして正当化できるのでしょうか。みなさんの中には法律で決まっているのだから従うのは当然だろうという人もいるかもしれませんけれども、法律の良し悪しを考えるのも倫理学の仕事ですから、一度、そもそも論を考えてみてほしいと思います。感染症の拡大を封じ込めるためにわれわれの自由を制限することは正当なのかということについて考えてほしいわけです。そしてもし正当化できるとしたら、今挙げた三つの根拠のうち、どの根拠から正当化できるのだろうか、と。法律では、ここで公共の福祉という言葉が出てくるところかと思います。とはいえ、公共の福祉といっても非常に曖昧であり、さらにその言葉の内実について考えないといけないと思いますので、今の問題に対して、先に挙げたような根拠からどうやって正当化できるかということを考えないといけないと私は思っております。

さて、詳しくは次回に補足したいと思いますが、この問題について少しだけ議論してみたいと思います。まず、外出自粛要請は他者危害原則によって正当化できるでしょうか。つまりこういうことです。「あなたが外出すると他人に感染させることで危害を加えるため、外出は制限されます」。これでみなさんは納得するでしょうか。私はなかなか難しいのではないかと思っています。すでに感染がわかっている人の隔離や、感染が疑われる人の隔離ならこれでOKだと思いますが、感染の可能性の低い人はこれでは説得できないのではないかと思います。今回の感染症に関しては、感染していても発症しない人がいたり、発症する前に他人に感染させたりするという特徴があるので、ここは一つ争点になるところですが、他者危害のおそれだけでは外出自粛要請や外出禁止を正当化するのは難しいのではないかと思っています。それに、たとえば通常のインフルエンザや他の感染症でも同じように外出を禁じることができるかという問題があるかと思います。

次に、「あなたが外出すると他人から感染させられる危険があるため、外出は禁じられる」はどうでしょうか。これはパターナリズムの発想です。あなたは自分の安全を考えたら外出してはいけませんよ、外に出たら他人から感染させられて、場合によっては死んでしまうかもしれませんよ、というわけです。この理由から外出を禁止することができるでしょうか。これもなかなか難しいところだと思います。一つは、高齢者や基礎疾患を持つ人など、今回重症化のリスクが高いと言われている集団には、もしかしたらこれによって外出の制限をするということが正当化できるかもしれませんが、重症化のリスクの低いとされている人々には説得力は弱い。とくに今回言われている、基礎疾患等を持たない若い人々に関しては、自分の利益を考えて外出はやめてくださいと言われると、大きなお世話だと言いたくなるところではないかと思います。ミルであれば、たとえば感染による不利益と仕事を休む不利益を比較衡量して、何が自分にとっての本当の利益かを考えるというのは当人が行うことであって、法によって他人から強制されるべきことではないと主張するのではないかと思います。

もう時間もありませんので、次回もう少しこの話の続きをしたいと思います。みなさんも少し考えていただいて、どうやったらこの外出自粛要請や、他国のような外出規制というのが正当化できるか、この根拠について考えていただければと思います。私自身の考えも話しますけれども、あまり答えに自信がないので、みなさんの考えも伺いながら、何が一番よい根拠かということを考えてみたいと思います。では今回はとりあえずこれで終わりにしまして、質問を受けつけたいと思います。

質疑応答

いろいろご質問ありがとうございます。できるだけたくさん答えていきたいと思います。

まず、「予防接種は医療ではなくて公衆衛生ということなのか」。もっともな疑問です。予防接種というのは普通、病院やクリニック等で受けますので、医療と考えられると思いますけれども、疾病予防ということで、公衆衛生の一環だということになるかと思います。これは公衆衛生と医療をどう関係づけるかという難しい問題があって、ほとんどの場合、医療従事者が予防接種しているというのもあって、医療ではないと言うと喧嘩になると思いますけれども、伝統的には予防をするという行為は公衆衛生的な介入だろうと思います。

次です。「医療と公衆衛生の違いは、病院とそれ以外という単純な理解でよいのか」。これもよい質問で、基本的には私はそういうイメージで考えています。病人が病院に行って受けるというのが医療（medicine）で、健康に対するそれ以外の介入が公衆衛生だということです。ついでに言いますと、英語では、一番大きな枠組みとしてヘルスケア（health care）という言葉があります。ヘルスケアの中にメディシンとパブリックヘルスというのがあるとまとめられることがあると思います。ですので、ヘルスケアという言葉を医療と訳すとごっちゃになってしまうのですが、ヘルスケアというのをたとえば「保健医療」と訳すとすると、保健医療の中に医療と公衆衛生があるということになります。

さて、どんどんいきましょう。「インフルエンザのときは公衆衛生的な取り組みがなかったのに、何でCOVID-19だとこんなことになるのだろうかと考えている」というコメント。これは非常に重要で、インフルエンザはまずタミフルやリレンザなどの治療薬があり、予防接種も、どのぐらい効くかという問題もありますが、とにかくあるわけです。ただ、おっしゃるとおり、インフルエンザでも日本だけで年間一万人が死んでいると推計されています。ですので、インフルエンザのときはこれだけの規制をせずに、何でCOVID-19のときはこれだけするのかというのは本当によい質問で、これほどの個人の自由の制限を正当化できるかということは問題になるかと思います。一つとしては、新型コロナウイルス（SARS-CoV-2）は、当初、感染力がどのぐらい高いのかとか、感染した場合に、どのぐらい重症化するのか、また致死率はどのぐらいなのかということがわかっていなかったので、予防的に個人の自由を大きく制限するような公衆衛生対策を取ったということがあるのではないかと思います。

次の質問です。「人権意識の変化と公衆衛生の変化にはずれが生じていると思います。そういったずれに対して倫理学が果たす役割をどのように考えていますか」。これも重要で、最近、ハンセン病患者の補償問題だとか、あるいは障害者の強制不妊の歴史等が問題になっていましたが、今と比べて人権意識が低かった時代には、公衆衛生のために何をしてもよいという話になりがちであったのに対して、現在は人権というのが非常に大事だと言われています。それは現在の憲法や国連人権宣言等でも保障されているところであります。ここが公衆衛生の倫理学の難題でありまして、人権を尊重しつつも、市民の健康を守る介入ないし政策をどのようにして作ることができるのかというのが、今日問われているところであります。それで、人権の制約も必要最小限なら正当化できるという風に公衆衛生の倫理学では考えられていますが、では最小限とはいったいどのぐらいなのかということを明らかにする必要があるかと思います。

次です。「究極的に、個人の行為の中で他人に危害を加えない行為ってあるのですか」。これは他者危害原則について常に言われる、非常に難しい問題です。ミルが考えている危害というもののストライクゾーンは、ビール瓶を持って目の前の人を殴るというような、身体的な危害になります。ただ、現在ハラスメントという言葉もありますように、精神的な危害のようなものも問題になっていますので、どこまでが危害かという問題はあると思います。とはいえ、たとえば交通事故を起こすと医療財政が逼迫されるというのは、間接的な危害と言えなくもなさそうですが、ミルは他者危害という言葉では考えていなかったのではないかと思います。危害というのをどこまで広げるかという問題はあるのですが、かなり限定的に考える必要があるのではないかと私は思います。

次の質問です。「企業や学校内のメンタルチェックによる個人への介入によって、精神疾患、発達障害と診断される方が急増しているように思います。今の日本の精神医療は、精神医療というより公衆衛生の範囲であり、倫理の問題にもつながると思いますが、このような問題は議論されているのでしょうか」。これは私が研究している領域ではないですが、とくに精神疾患に関する病気の種類が増えているという問題があると思います。また、そうした病気に早め早めに対応するという発想も強くなっていると思います。これに伴う倫理問題というのは精神疾患の倫理問題としていろいろあると思いますけれども、私はすぐにこれということをご紹介できないので、ご自身で調べていただければと思います。[14]

「パターナリズムというのはおせっかいのことか」。そうですよね。英米でも、ナニーステート（nanny state）という言葉があり、ナニー（乳母）のようなことをする国家ということでおせっかいが問題になるところです。みなさんはほとんどの人がシートベルトの着用に慣れていると思うので、シートベルトを着けるのは当たり前だし、そうしない人を罰してもよいとさえ思っているかもしれません。公衆衛生では、結構こういったおせっかいが当たり前のものになっています。最近はやっているものとしてリバタリアン・パターナリズム（ナッジ）という、個人の自由をより尊重した形でパターナリズム的介入を行うという動きもありますけれども、公衆衛生ではリバタリアン・パターナリズムを含めて、人々の健康や生命を守るために、こういったおせっかいが必要だと考えられる傾向にあると思います。私もある程度まではおせっかいが許されると思っていますが、どこまで許されるのかということを議論する必要があります。

「未成年のパターナリズムが必要なら、認知症の高齢者や精神疾患などで判断能力がない成人に対しても必要なのでは」。これはそのとおりでありまして、理性的な自己決定ができない、いわゆる判断能力がない人に関しては、周りの人が当人の利益のために決定することは「弱いパターナリズム」と呼ばれ、普通は正当化できると考えられています。問題になるのは、「強いパターナリズム」、これはいわゆる大の大人と言われるような、自分で何でも決められると考えられている人々に対してパターナリスティックな介入を行うことであります。

「全体の利益と言われるときの全体とは誰のことか」。これは最大多数の最大幸福を標榜する功利主義においても問題になる重要な問題であります。全体というのは、たとえば日本の全人口に限ってよいのか、あるいは世界の全人口を考えるべきなのか。COVID-19というのは一部の動物も罹患することがわかっていますけれども、動物も入れるべきなのかといった問題もありうるのではないかと思います。現在のパンデミックの対策で私が念頭に置いて考えているのは日本の対策なので、基本的には日本全体の利益を考えています。ただ、海外での感染症を抑えないと、日本もいつまでも海外から第二波、第三波がやってくるということを考えないといけませんので、世界全体についても考えるべきだと思います。とくに今回は、多くの国が自国のことだけで手いっぱいで、国際的な協調を考えずに対策を行うという、感染症対策としてはあまり賢明でないアプローチをしていたように思うので、その意味でもこの全体というのをどこに置くかというのは非常に重要な指摘だと思います。

次ですが、「個人は全体に含まれないのか」。これも非常に重要な質問で、もちろん公衆衛生の発想では、個人の健康の総体が全体の健康になるということです。ただ、全体の利益と個人の利益が衝突するというのは、功利主義だけではなくて、公衆衛生についても当てはまります。たとえば私が新型コロナウイルスに感染していて、重症になりそうだし他の人にも感染させるおそれがあるので病院に入院した方がよいというのであれば、私が病院に入ることは全体の利益にもなると思いますけれども、私が感染していなくて、外出自粛要請があって街に遊びに出かけられないという場合、街に出かけることは私個人の利益になるけれども全体の利益にはならないという形で、両者が対立しうるというのが非常に難しいところであります。

「高齢者の免許返納などは強制できないのでしょうか」。これは非常に良い質問で、先ほどの人権や個人の自由と公衆衛生の衝突の問題と大きく関係する話題です。今日、高齢者が交通事故をたくさん起こしていると言われており、この主張自体も詳細な検討が必要になると思いますけれども、ここでは仮にそうだとしてみましょう。そこで、高齢者が事故を多く起こしているから、一定年齢で免許を剥奪した方がよいのではないかというわけですが、一律に免許を取りあげることによって、高齢者にどういう不自由をもたらし、どういう権利を奪うことになりうるか。交通安全という公衆衛生上の利益のために一部の人々の自由を奪うわけですから、高齢者の利益、あるいは自由ということを十分に考えたうえで決める必要があると思います。これも公衆衛生の倫理学の問題の一つであります。

「成人への完全なパターナリズムは難しいということでしょうか。生レバーでも餅でも、自分が被害に遭ったら病院なり会社なり、少なくとも他者に迷惑、危害が及びます」。これも非常に重要な指摘ですが、先ほど言いましたように「迷惑」というと、ただ息をして生きているだけで人に迷惑かけているということも言えると思いますけれども、危害というのは、先ほどミルの他者危害原則において説明しましたように、狭く捉えておかないと、何でも危害というと、ただ息をして生きているだけで危害なのだから何でも規制してしまいましょうということになります。そうすると、たとえば海で泳ぐとサメに食べられないまでも溺れて死ぬ人が出てくるから、海水浴は全面的に規制するということになりかねない。冬山の登山は難しいケースですが、冬以外に山に行っても人が死ぬかもしれないから禁止ということで、もう何でもかんでも自由にできなくなるというのが、ミルが恐れたことであります。

個人が自由に生きていけないとどうなるか。ミルのときにはスティーブ・ジョブズはいませんでしたけれども、アップルで iMac や iPhone を生み出したスティーブ・ジョブズみたいに、個性を発揮して社会を変えていくような人が現れないと社会が停滞してしまう。そういうことをミルは『自由論』で書いています。だから自由というのは極力制限すべきではないというのです。そこで、先ほど言ったような狭い意味での危害に限定して規制の是非を考えるべきだと思うわけです。ですので、「完全なパターナリズム」というのは自由主義を尊重している社会では望ましくないと私は思います。

「休校要請はパターナリズム的観点でしょうか」。これは難しいところです。今回（二〇二〇年三月）の休校要請は全国で十把一絡げにやっていますので、全体の利益のためにやっているという理解もできるのではないかと思います。一部にはパターナリズム的なところもあるでしょうけれども、あなた自身の利益というだけでなくて、全体の利益のために休んでください、オンラインの講義に移ってくださいということがあると思います。

次です。「公衆衛生的介入の正当化根拠として、三つ以外の説はありますか」。これも非常に重要です。他に一つだけご説明しますが、古典的にはリーガル・モラリズム、つまり法による道徳の強制という考え方がありました。これは、たとえば酒を飲んで酔っ払うとかたばこを吸うとかいうのは、道徳的に悪いから禁じるべきだという考え方です。つまり、飲酒は単に健康に悪いというよりも、酔っ払っているのは道徳的に悪いことであり、道徳的に悪いことは法によって規制してよいという発想です。たとえば二〇世紀初頭の米国において禁酒法があったときのポスターなどでは、子どもがピュア（純粋・純潔）であることを保つために禁酒すべきだという表現がありました。つまり酒を飲むとピュアさが失われるから、ピュアさを守るために禁じるべきだということです。

このリーガル・モラリズムというのはしかし、大きな問題があります。たとえばある種の性的な指向は道徳的に悪いからそれを禁じてよいというのは、価値が多元化した現在の社会では認められないと考えられています。公衆衛生でも、伝統的にはリーガル・モラリズム的な発想がありましたけれども、今日では支持できないものと考え、今回ご紹介しませんでした。[15]

次はいくつかの質問をまとめて答えます。「倫理学的に問題を考えることは非常に面白いですが、それが政治に影響を与えうると考えますか」、「選挙により、それをすることが権力で認められているから、という答えはあり得ないのでしょうか」、「今回、自己の意思決定の話が出たのですが、住民投票とかそういった集団的な意思決定は規制に関係づけられますか」。いくつかの論点があると思いますけれども、倫理に限らず、こうした哲学的議論が政治に影響を与えるかどうかというのは難しいところです。みなさんの中に政治家の方がいて、この講義を聞いてくれていたら、もしかしたら政治に何らかの影響を与えるかもしれません。もちろん政治では権力とか選挙というのが非常に重要ですが、政治や法というのも、やはりその根拠が重要で、たとえば休業要請に従わないパチンコ店の店名公表の問題もそうでしたけれども、たとえ法で命令されようが、納得できないことには、人々はなかなか従わないということがあると思います。ですので、法律が遵守され政治が円滑に進むためにも、法によって強制したり禁止したりする内容がよい根拠に基づいているということが大事だと思っています。

「パターナリズムの理論家の代表的な人物は誰ですか」。これも重要な問題で、パターナリズムというのは、ミルの時代から使われ始めていましたが、ミル自身はこの言葉を使っていません。ただ、このパターナリズムですが、私はパターナリストだからどんどん介入しますという主張を、自ら積極的にする人というのは少ないと思います。むしろパターナリズムを批判的に検討する本、たとえばジェラルド・ドウォーキンという方がいますが、そういった方が自己決定とパターナリズムに関する本を書いています。[16] 日本でもいくつか本があります。面白い本もいくつかありますので、ぜひそういった本を見ていただければと思います。[17]

「パンデミックを引き起こしたとされる個人の特定と、その責任は問われうると思いますか」。これも大変興味深い問題で、倫理学で扱うべき問題として、感染した人の責任を問うべきかという問題があります。今、社会的には、感染の責任を問うことはまったくけしからんという話になっており、私もある程度同意するのですが、本当に責任を問わないべきなのか、問わないべきだとするならいったいなぜなのかということを、倫理学的には考えないといけないと思います。ただ、すぐにはお答えできない問題ですので、別の回に扱おうと思います。

また、大本の感染源の特定についてですが、そもそもどこから感染が発生してきたかというのを今問うて意味があるのかという問題があると思います。今はパンデミック発生の責任をなすりつけあっている場合ではないと思います。

「予防原則は環境分野では使うことがありますけど、人の行動に、自由に、じかに使ってよいのでしょうか」。これも重要な問題です。公衆衛生とか予防的措置というときに、予防原則というのをいつ発動させるか、いつ使ってよいかという問題があると思います。今回はある程度予防的に、感染症対策のために個人の自由を多めに制限したように思いますけれども、それがどういうときにやってよいかということを明確にしておかないと、個人の自由が不当に制限されることもあるかと思います。

「全体の利益について、ＳＤＧｓもそうですが、未来と現代の利益が反する場合、どう考えていけばよいでしょうか。現代の人の利益は守られても、未来の人の利益は奪われるという時間的・世代的な問題もあるのでは」。これはそのとおりで、全体の利益というときに、未来の人の利益も考える必要があると思います。逆に、未来の人々の利益のために、なぜ今いるわれわれが自由の制約を受けなければいけないのかという問題もあります。それ以上は今すぐ言えませんが、重要なご指摘です。

「利益とは何ですか、たとえばしたくもない予防接種は不利益なのか、利益なのか」。この利益というのは非常に曖昧な言葉であります。幸福と言い換えられるときもあります。一般に公衆衛生で重要になる利益は、健康とか安全のことです。ただ、われわれは健康や安全以外にも、自由な言論や活動その他を利益として考えているので、そこが大きな問題になるところです。つまり、公衆衛生、つまり人々の健康だけが重要な問題ではないとしたら、私は健康よりも自由の方が大事なのだという人をどうやって説得できるかということが問題になります。有効で副反応の少ない予防接種は大勢の人にとって利益になると思いますが、予防接種を望んでいない人に強制することは不利益になります。そこで公衆衛生では、予防接種による利益と、強制による不利益を比較衡量したり、いかにして不利益を小さくするかを考えたりすることが求められます。

「一次予防に関して倫理的ジレンマが生じやすいだろうと思いますが、二次予防、三次予防に関しては倫理的な議論は起こらないのでしょうか」。これはもちろん起こると思います。たとえばがん検診のスクリーニングやリハビリをどこまで強制できるかといった問題が考えられます。二次予防、三次予防については、その多くは古典的な医療における問題でありますので、今回問題にしている公衆衛生では、主に一次予防が問題になるわけですけれども、今回はお話できませんが、二次予防、三次予防にも倫理的問題がありえます。

「私権の制限をせずにCOVID-19が蔓延し、医療が崩壊した場合に、命の選別という別の段階が生じるように思います。それはまた次回以降のトリアージということでしょうか」。これは第三回にお話する予定です。

「正当化の根拠を前もって示すことができないので、統計やモニタリングで適宜政策を決めざるを得ない事態がこれからも増えていくのだと思います」。これは重要な指摘ですが、科学が政治や政策に反映されるさいに、ある種の統計的、疫学的な事実判断だけでなくて、倫理的あるいは価値判断が入るということも重要です。いったいどういう事態になると、もうこれは危険だということになるか。人々の生命を守るために、このラインを超えれば、たとえば強制が正当化されると考えるべきか。こうした閾値を設定するというのは、科学そのものには決められないことです。ですから、この価値判断の検討というのが倫理学的なテーマになります。

最後です。「研究者としてどこまで政治に影響を与えたいと思っていますか」。これは難しいですね。政治家の人にも私の講義を見ていただき、良い議論をする参考にしてほしいとは思います。理不尽な政策をすると、政治家自身にとってもよくないと思いますけれど、社会のわれわれにとっても大きな不利益になると思いますので、政治家には立派な判断をしてほしいとつねづね思っております。では、今回はこれぐらいにしたいと思います。ありがとうございました。また次回を楽しみにしています。みなさん、安全にお過ごしください。

第二講　大型クルーズ船と隔離の問題

2020年7月12日

では、第二回の講義を始めたいと思います。前回はだいぶ緊張していたので、ずいぶん早口になりましたが、今回も緊張していますので、大体二倍速ぐらいで頑張ろうと思います。全五回の講義が終わる頃には八倍速ぐらいになって、八倍速おじさんと呼ばれるようになりたいと思います。それでは、さっそく講義に入りたいと思います。

まず、前回のまとめからです。前回、公衆衛生とは何かという話と、公衆衛生と倫理はどういう関係にあるのかという話をしました。とくに重要な問題として、人々の健康や生命を守るという公衆衛生上の目的のために、個人の自由の制限がどこまで正当化されるかという問題があると指摘しました。前回は、感染症対策としての外出制限はどこまで正当化できるかという話をしようと思っていたのですが、前提となる説明が長くなって時間がなくなったので、今回の話とつなげてお話ししたいと思っております。

前回の復習がもう少し続きますが、感染症予防や健康増進のために個人の自由をなぜ制限してよいかという話の中で、正当化の根拠の候補として、「他人に危害を加えるのだったらそれは制限してよい」というミルの他者危害原則、また「本人の利益を守るために個人の自由を制限してよい」というパターナリズム、「人によっては本人にさえ利益がないけれども、全体にとってよいという理由から規制ができる」という全体の利益という考え方があるという話をしました。今回はこの三つの根拠を中心にさらに考えていきたいと思います。

■ダイヤモンド・プリンセス号の事例

今回は、クルーズ船と隔離の問題の話をしたいと思います。あまり固有名を使うのはよくないかなと思って、第二回の講義のタイトルを「大型クルーズ船と隔離の問題」と変えたのですが、ダイヤモンド・プリンセス号の隔離措置の事例についてみなさんと一緒に考えたいと思います。ダイヤモンド・プリンセス号での感染をめぐって起きた議論が、その後に起きた全国的な外出制限に伴う倫理的問題を考えるうえで非常に役立つのではないかなと思っております。ですので、この事例を検討することを通じて、感染症による移動の自由の制限一般の倫理的問題について考えたいと思います。[1]

そこで今回、みなさんは大型クルーズ船の乗客で、実際にこの問題の渦中にいると想像しながら考えてもらえたらと思います。さてこのクルーズ船、ダイヤモンド・プリンセス号ですが、一八階建ての豪華客船で、海に浮かぶリゾートホテルと呼ばれているそうですが、乗客数が約二七〇〇名で、その約半数が日本人でした。また、船で働いている乗員数は約一〇〇〇名で、乗客乗員の合計数は約三七〇〇名となります。

本船は二〇二〇年一月二〇日に横浜港を出発し、香港、ベトナム、台湾等を回って、二月四日に横浜港に戻ってくる予定でした。出発してまもなく、乗客一人の体調が悪いというので、その乗客は香港で一月二五日に下船します。クルーズ船はその後も航行を続けますが、二月一日には下船した乗客の「新型肺炎」の感染が確認されます。

振り返ってみるとこの時期は大変なときで、クルーズ船は一月二〇日に出発するのですが、一月二三日には中国の武漢が都市封鎖になります。当時はまだCOVID-19が「新型肺炎」と呼ばれていた時期ですが、どんどん問題が大きくなってくる頃です。[2]

話を戻しますと、下船した乗客の感染が二月一日に確認されたため、船は二月三日に横浜港に戻ってきて、船内の感染者の有無を調べる検疫を開始します。すると、五日に陽性者が一〇名いることが判明します。そこで船長が次のように言います。みなさん、検疫法に基づき、一四日間船内で健康観察してもらうことになりましたので、客室にとどまってください。それまで下船できません、と言うわけです。これは大変だということで、世界中で話題になりました。当時私はイギリスにいましたが、ＢＢＣニュースでも大きく取りあげられていました。

■用語の定義について

ここで、今お話した検疫法における、隔離の定義について見てみたいと思います。今からみなさんと議論する内容の前提として、やはり定義が非常に重要なところであります。隔離は、アイソレーション（isolation）とクオランティン（quarantine）の二つに大きく分かれます。アイソレーションというのは、感染が確定した者を病院やホテル等で隔離することです。それに対して、クオランティンというのは、感染が疑われるがまだ確定していない者の予防的な隔離です。アイソレーションとクオランティン、日本語だとあんまりよい訳し分けがないみたいです。クオランティンというのが今回いろいろなところで問題になったもので、検疫法の中には「停留」という言葉があるため、停留という言葉を当ててはめてもよいのですが、なかなかよい訳語がないところです。

ついでに、日本の検疫法は、クオランティン・アクト（Quarantine Act）と英訳されています[3]。ただ、気をつけないといけないのは、検疫法というと、検疫する、つまり当局が疫病の有無を検査するという意味だと思いますが、英語のクオランティンというのは、動詞で使われるときは、感染が疑われる人たちを閉じ込めるという意味になります。とくに今回の船の中だとか、あるいは、ある街の都市を封鎖して、出さないということがクオランティンと言われるものであります。ですので、日本語の検疫というのは、英語で言うとこのクオランティンとは少しニュアンスが違うように思われます。

Quarantine の語源はイタリア語で、もともとはペスト等に感染している恐れがある船を四〇日間、港の中に入れないというところから始まった言葉であります。もう一つの言葉としては、コードン・サニテール（cordon sanitaire）という言葉があります。これはカミュの『ペスト』という小説などでもありましたように、町などの一地域を封鎖する「防疫線」という意味です。たとえば武漢だとかイタリアの北部のときにも、この防疫線の発想があったと思います。感染拡大を防ぐために、一部の人々を境界内に閉じ込めてしまい、境界から出られないようにするというものです。

最後に、ソーシャル・ディスタンシングとか、フィジカル・ディスタンシングという言葉があります。今回のパンデミックで、みなさん何度もお聞きになった言葉だと思います。社会的ないし物理的な距離を拡大させるということで、「社会的距離拡大戦略」などと訳されていたかと思います。もともとは、感染症の拡大を防ぐために一定の距離をおくという、このソーシャル・ディスタンシングというのが上位概念であり、その中にアイソレーションやクオランティン、コードン・サニテールが入るという関係があったと思うのですが、最近では、ソーシャル・ディスタンシングというと、三密（密集・密接・密閉）を避けるというような、特定の感染対策を指すのに用いられる傾向があると思います。

■なぜ下船してはいけないのか

用語の定義はこのぐらいにして、そもそもなぜ下船したらいけないのか、ということをみなさんに考えていただきたいと思います。もちろん乗客乗員の船内待機（停留）を命じる規定が検疫法にあるというのが一番大きいのですが、ではその規定はどのような倫理的根拠に基づいているのかということを考えてもらいたいと思います。

ここで質問ですが、乗客の下船制限を正当化する理由として、一番説得力あるのはどれだろうかという質問になります。繰り返しになりますが、みなさんが船内待機を命じられた乗客で、船長に対して、「何で船を下りてはいけないんですか」と尋ねたとして、もちろん船長からすれば「検疫法の規定によります」と答えるのが一番手っ取り早いのですが、ではさらにみなさんが、「検疫法に規定があるのはわかりましたが、そもそも倫理的にはどういう根拠なのですか」ということを尋ねたとすると、みなさんは船長がどのように答えれば納得するでしょうか。

回答の一つ目が他者危害原則で、「あなたが下船すると、あなたが病気を他人に感染させることで危害を加える可能性が高いため、下船すべきではない」という答えです。二つ目はパターナリズムで、「あなたが下船すると、他人から病気を感染させられる危険があるため、下船すべきではない」ということです。三つ目は全体の利益ということで、「あなたを含めた乗客の下船を認めると、船外での感染者と死者が増えるため、下船すべきではない」と答えるわけです。他にも理由があるかもしれませんが、この三つの中でみなさんが最も納得する理由はどれになるでしょうか。少し考えてみてください。

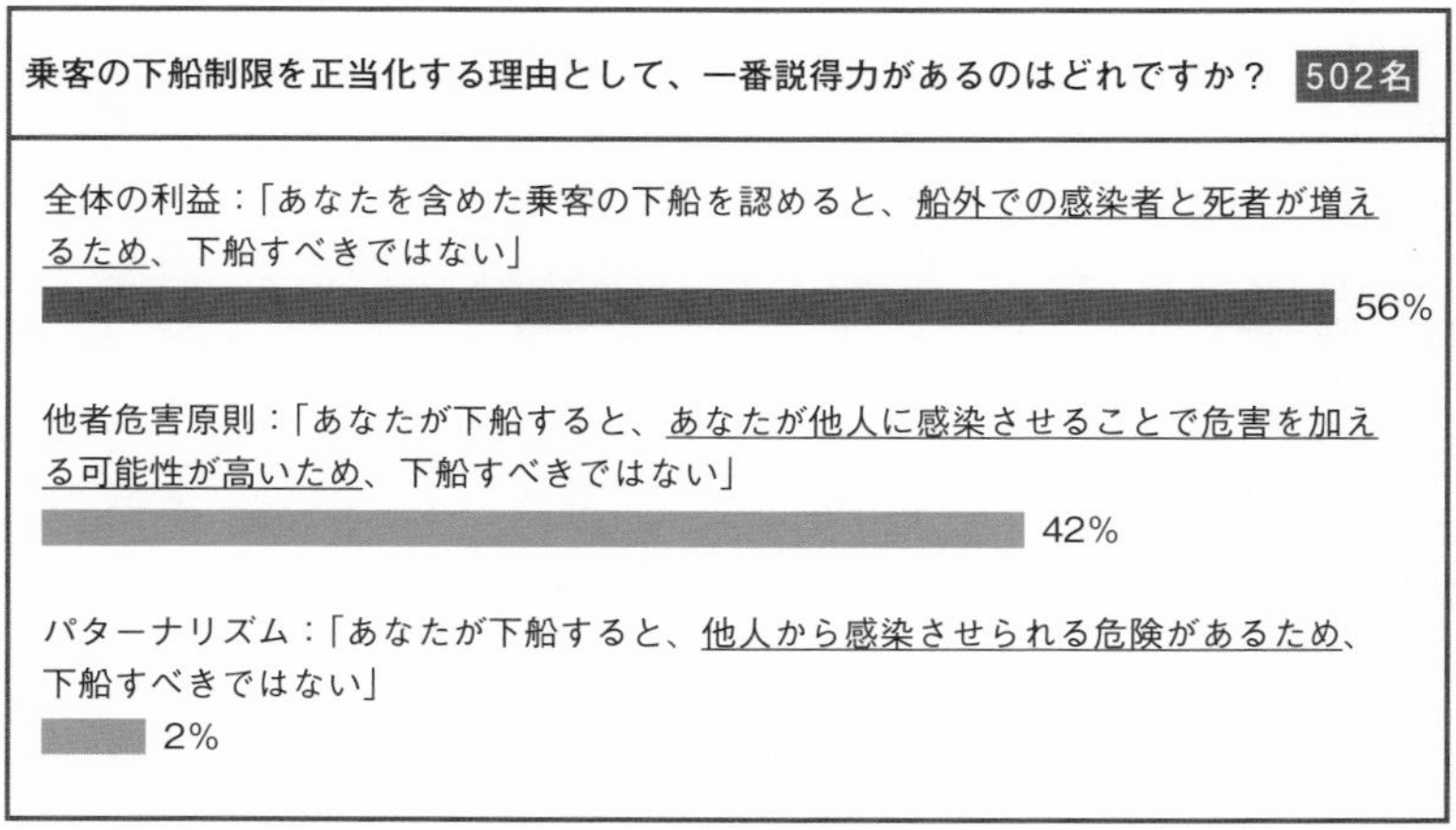
乗客の下船制限を正当化する理由として、一番説得力があるのはどれですか？
502名
全体の利益：「あなたを含めた乗客の下船を認めると、船外での感染者と死者が増えるため、下船すべきではない」
56%
他者危害原則：「あなたが下船すると、あなたが他人に感染させることで危害を加える可能性が高いため、下船すべきではない」
42%
パターナリズム：「あなたが下船すると、他人から感染させられる危険があるため、下船すべきではない」
2%

［slidoというウェブサービスで投票を実施[4]］

約五〇〇人の方に投票に参加していただいております。全体の利益というのが、五六パーセントで一番になっていて、次に他者危害原則が四二パーセントというので、けっこう割れているのかなと思います。私もどちらか悩むところであります。一方、パターナリズムという答えがすごく少なく、この場面ではパターナリズムというのはあまり支持されていないと見えます。

この三つの選択肢についてもう少し考えてみたいのですが、他者危害原則というのは、今言いましたとおり、「あなたが下船すると、あなたが病気を他人に感染させることで危害を加える可能性が高いため、下船すべきではない」ということです。これに納得する人が多いということですが、たしかに、今回の豪華客船に乗っている約三七〇〇人の乗客乗員は、みな感染している可能性が高いと考えられます。少なくともその一部の人は感染しており、あるいはまだ発症していないけれども感染が疑われるため、基本的にはみんな感染者だという想定をするわけです。そうすると、感染者が外に出ると他人を感染させることで危害を加えることになるので、停留措置が正当化できると考えるのがもっともらしい発想だと思います。ついでに言いますと、今回は感染が確定した人に関しては、船内で隔離するというのでなくて、下船させて病院へ搬送して治療することになっておりました。

パターナリズムだと、「あなたが下船すると、他人から感染させられる危険があるため、下船すべきではない」ということになります。これは、当時は船にとどまるよりも船を下りたほうが感染可能性がずっと低かったと考えられますので、説得力が弱いと思います。ですので、「いやいや、本人の利益を考えるのだったら下ろしてくれ」ということになります。そこで、パターナリズムは、あまりもっともらしくないと思います。

全体の利益というのは、「あなたを含めた乗客の下船を認めると、船外での感染者と死者が増えるため、下船すべきではない」ということです。私や他の乗客乗員が下船しないことで、感染拡大という害悪を防ぎ、一人でも多くの命を助けることになるから、下船しないことで感染拡大を防ぐというのに協力して下さいということになります。しかし、自分がまだ感染していない可能性が高い場合には、下船しないことで私は余計なリスクを受けることになります。ここが今回、ダイヤモンド・プリンセス号で大きな問題になったところです。私がまだ感染していない場合、このまま船内にとどまると、感染することになるのではないかという問題です。

この全体の利益の考慮が下船制限をする一番大きい理由だったと思いますが、しかし私はもしかするとまだ感染していないかもしれないのに、船内に閉じ込められることになります。私はゾンビ映画が好きですが、ゾンビ映画では時々、ゾンビから逃げ遅れた人が、安全なところに入る前にゲートが閉まってしまうということがありますけれど、それに似た可能性があるのではないかというわけです。つまり、全体の利益のために一部の者が犠牲になってしまう可能性があるのではないかということです。ただ、今回はこれなら納得するという人が過半数ということで、みなさん検疫法の発想をよくご理解されているというか、全体の利益のために犠牲になる覚悟がある方が多いことがわかりました。

■大型クルーズ船の感染拡大の経過

その後のダイヤモンド・プリンセス号の感染拡大の経過について簡単にご説明します。先ほど述べたとおり、二月五日から一四日間の停留措置が始まりました。その後、陽性患者が次々と増加しまして、国際的な批判も起きるようになります。「海に浮かぶペトリ皿」だとか「恐ろしい公衆衛生の実験」だとか、海外メディアからいろいろな非難がなされました。[5] しばらくすると、もう日本には任せていられないということで、欧米諸国から派遣されたチャーター機による自国民の帰国が始まります。また、高齢者で持病を持つ人を優先的に、無症状の方から下ろすということも始まります。そして二月一九日、停留措置が終わり、陰性で無症状の乗客から下船してもらうことになります。覚えている方もいらっしゃるかと思いますが、二月二〇日に乗客の八〇代男女二名が感染により死亡し、さらに二月二二日には陰性が確認されて下船した女性が後に感染していることが確認されました。最終的には三月一日、香港の例が見つかってから約一カ月後に乗客乗員全員の下船が確認され、最終的な感染者は七一二名で、乗客乗員約三七〇〇名の二割ほどが感染して、死者は一三名という結果になりました。

■検疫法の目的と「水際対策」

このクルーズ船の下船制限ですが、振り返って考えてみると、みなさんの意見は他者危害の原則と、全体の利益の二つの理由に大きく分かれましたけれども、実際にその両方があるのではないかと思います。全体の利益という場合も、乗客乗員が集合的に日本国内にいる人々に危害を加えるという風にも理解できますので、この二つはあまり切り離さず、両方の理由があるということでよいのではないかと思います。検疫法の第一条には法律の目的が述べられているのですが、簡単に言うと、この法律は、船や航空機が病気を運んでこないように、病原体が国内に侵入するのを防止することを目的とするとあり、検疫法が日本全体の利益を守るという目的を重視していることがわかります。

ただ、先ほど言いましたように、私はこのクルーズ船の件がニュースになっていたときに海外にいたので、クオランティンという言葉をよく聞いていたのですが、日本では、「水際対策」という言葉がよく使われていました。水際対策というのは面白い言葉でありまして、国境が海によって切り離されている日本らしい言葉で、なかなか英語に訳しにくいのではないかと思いますけれども、やはり内と外という区別が重視されているのだと思います。しかし、この水際対策という言葉を使うと、船内にいる人にとって「水際」とはいったい何だということになります。みなさんが船の中に乗っていたとすると、みなさんはいったい水際のどちら側にいるのかと疑問に思うのではないかと思います。

クオランティンが終わる頃の二月一八日に放送されたNHKの番組で、『時論公論』の「新型コロナウイルス　クルーズ船　水際対策に「死角」」というものがありました。[6] その中で、次のような話がありました。乗客の八割は六〇歳以上で、なかには持病のある人もいました。部屋に閉じこもって、ストレス、食欲低下が見られたそうです。その中の一人が言っていた言葉として、「人間らしい生活に配慮してほしかった」という言葉が紹介されています。ですので、このクルーズ船の下船制限ですが、国内の感染拡大を防止するには、あるいは遅らせるにはよかったけれども、日本全体の利益のために一部の個人に大きなしわ寄せがいっていたのではないかということを考える必要があります。感染拡大防止という大義により、全体の利益のために一部の人の自由の制限が許されるといっても、いったいどこまでなら許されるのか。一部の個人にしわ寄せがいくことが、どこまでなら「全体のためには仕方ない」と言えるのかという問題があると思います。

■公衆衛生倫理の原則

そこで、この点についてさらに考えてみましょう。前回、個人の自由を制限するのを正当化する三つの根拠というものを提示しましたけれど、それは個人の自由を制限する理由にはなるのですが、それだけでは足りないのではないか、やはり感染した人や、感染した恐れがあるという理由で自由を制限される人への配慮というのも必要なのではないか、ということです。これまでに、公衆衛生的な政策、ここでは広い意味での介入と呼びますが、公衆衛生的介入の原則ということがいろいろ提案されています。ここでは二つご紹介したいと思います。

一つは、カナダの哲学者でロス・アプシャーという方がいますが、もともとカントの研究者で、私が公衆衛生の倫理について研究し始めた頃に一度会ったら、倫理学にしろ生命倫理にしろ、何でもかんでもアメリカで生み出されているように考えられているけれど、カナダ人もすごく頑張っているのだということを言っていたので、先にカナダ人の原則の方から紹介したいと思います。他者危害や全体の利益等は公衆衛生的介入の正当化根拠にはなるが、先ほど言いましたように、不利益を受ける者への配慮も必要だというので、アプシャーは次のような原則が重要だと言っています[7]。

四つの原則として、一つ目は危害原則。これはミルの他者危害原則と同じで、公衆衛生的介入は、そもそも他人に危害を与えるリスクがあるという場合にしかやってはだめだというわけです。二つ目は最小制約原則。これも非常に重要なもので、権利や自由の制約をやるにしても、必要最小限にしないといけないということです。三つ目が互恵性原則というもので、これは最近、公衆衛生倫理ですごく使われる言葉です。互恵性（reciprocity）というのは相互性、お互いさまということですが、これは権利が制約された人には適切な補償をしないといけないという原則であります。補償の話は現在、日本でも飲食店の休業要請などとの関係でなされているところかと思います。四つ目はまた別の角度からのもので、意思決定をするときの透明性原則というものです。つまり、政策決定の情報公開や説明責任が重要だというものです。ですので、他者危害原則だけではなくて、権利の制約は必要最小限にしないといけないし、適切な補償もしないといけない。また政策を作る際には情報公開や説明責任が重要だということです。こうした原則をきちんと守って公衆衛生政策を作らなければならないというものであります。

もう一つだけ紹介しておきます。ジェイムズ・チルドレスというとご存知の方もいるかもしれませんが、生命倫理における藤子不二雄とも言うべき有名なアメリカの二人組の生命倫理学者、ビーチャムとチルドレスの片割れであります。そのチルドレスと他の研究者たちが公衆衛生的介入の正当化の五条件という話をしています。[8]

一つ目は、これはアプシャーの原則にはないところで、そもそも介入が有効でなければ正当化できないということです。この点はたとえばダイヤモンド・プリンセス号の事例でもけっこう問題になったもので、本当にあの停留措置と乗客の客室待機が、船内の感染拡大防止に有効だったのか、あるいは、海外のメディアで「海に浮かぶペトリ皿」などと言われたように、船内では感染が広がることを暗に認めていたのではないかということです。ですので、介入がそもそも有効かということが重要になります。二つ目には、介入が有効だとしても、それによる公衆衛生上の利益が権利の制限の不利益を上回っているかどうか。これも重要な条件です。これは今回のパンデミックにおける市民の外出制限などに当てはまる問題で、たしかに外出制限には公衆衛生上の利益はあるけれども、その一方で権利の制限によって経済が回らなくなって、人々が失業したりすることで却って不利益が大きくなるのではないかということです。三つ目が必要性という条件で、権利の制限を伴う強制以外の仕方では目的を達成できないのか。たとえばワクチン接種の義務化ではなく、ワクチン接種に金銭的インセンティブを付けるといったかたちで、権利の制限を避けられないのかということです。四つ目は先ほどのアプシャーの原則と一緒で、最小の侵害という条件で、権利や自由の侵害を必要最小限に留めるべきだという発想です。どうしても権利の制限が必要な場合は必要最小限に留めましょう、ということです。最後の五つ目もアプシャーと同じで、公共的正当化という条件です。今日、生命倫理とか公衆衛生倫理だけに限らず、いろいろなところで言われることですが、政策決定の情報公開や説明責任をしっかりしないといけないということです。そうしないと人々が納得して従わないですし、手続的正義を守らないと正統性（レジティマシー）がないという言い方もなされるところであります。

■船内停留から外出制限へ

それでは今の話を受けて、船内停留から外出制限の話に移りたいと思います。みなさんが実際に経験したような外出自粛要請や、さらにはより厳格な、海外の国々の人たちが経験したような罰則付きの外出制限というのは、どの程度正当化できるのかということです。ローレンス・ゴスティンという、米国の公衆衛生法の研究者が次のように言っています。「既知の危険を有する個人に対しては、隔離や外出制限の指示を行うことは〔正当化が〕比較的容易である。しかし、われわれは今、個人に対するいかなるリスク評価をすることもなく、大規模な外出制限が実施されているのを目の当たりにしている」[9]。どのぐらいのリスクがあるか、日本で言えばたとえば東京の人も鳥取県の人もリスク評価がなされることなく、みんな外出を自粛するということが行われている、というわけです。

そこで、先ほどの感染者が出たクルーズ船の下船制限と外出制限というのは、感染症の対策として行動の自由の制限を伴うという点で共通していますが、いったいどこが違うのかということを考えてみてほしいと思います。クルーズ船内の客室待機と一回目の緊急事態宣言下で実施されたような全国的な自宅待機、

表１　クルーズ船の下船制限と一回目の緊急事態宣言下での外出制限の比較

	クルーズ船の客室待機	自宅待機・営業自粛
人　数	人数が多いといっても 3700 人	国民全体 1 億 2600 万人
期　間	待機期間は 14 日	一回目の緊急事態宣言は当初 1 ヵ月を予定、実際は 1 ヵ月半
生　存	比較的生活に余裕のある人が多い	これだけ休むと生活に困る人が相当数出てくる
目　的	一番の目的は「外の大勢」を守るため	内と外という発想がなく、国民全体で国民全体を守る
感染可能性	みな感染のおそれがあると見なしやすい	感染のおそれがあると見なすことが困難な人が大勢いる

さらに営業自粛、もしくは営業の制限というのはいったいどこが同じでどこが違うだろうかということを考えていただきたいのです。先ほどの原則を用いた発想も使って考える必要があります。

私は、たとえばこういうことが違うと思います（表1）。まず人数が違う。大型クルーズ船といってもせいぜい三七〇〇人程度でありますが、全国的な外出自粛要請だと国民全員にかかわるため、圧倒的に人数が違います。また、期間も大きく異なります。生存というか、行動制限による経済的な不利益というのも大きく異なります。クルーズ船は何といっても比較的生活に余裕がある人が多かったということがあります。ただ、乗員はインドやインドネシアなどの、日本と比べるとずっと貧しい国から働いている人も多くて、この船の中の格差というのも一つの問題だったと思いますが、日本全体で行動制限をこれだけの期間実施すると生活に困る人が続々出てくるということがあります。

また、目的については、クルーズ船の場合は、さきほど内と外、つまり船の感染者から船外の人々を守るという話がありましたが、日本国民全体が外出制限となると、内と外という区別がなくなり、国民全体で国民全体を守るということになります。感染可能性に関しては、クルーズ船の場合は乗客が客室に閉じこもる前の一週間ぐらいはみんなが同じところで一緒に食事をしたりして暮らしていましたので、全員が感染しているわけではないにせよ、みなに感染の恐れがあるとみなしやすい。一方、自宅待機や営業自粛に関しては、感染の恐れがあるとみなすことが困難な人々が大勢いたと考えられます。先ほど言いましたように、鳥取県と名指す必要はありませんけれども、鳥取県か東京都かで感染リスクが大きく異なり、地方の過疎地で「最近、知らない人に会ってないよ」みたいな人も含めて、自由が一律に制限されるということになります。

そうしますと、このような外出制限は先ほどのクルーズ船と同じように正当化できるのだろうかということが問題になり、この点を考えていただきたいわけです。ここでまた投票をしてもらいたいと思います。先ほどと基本的に同じ質問になるのですが、緊急事態宣言による市民一般の外出制限を正当化する理由として、みなさん、一番説得力があるのはどれでしょうか。答えが変わってくる可能性があると思うので、同じ質問をするわけですが、いかがでしょうか。一つ目の、「あなたが外出すると、あなたが他人に感染させることで危害を加えるため、外出すべきではない」という、この他者危害というのにみなさんは納得するでしょうか。あるいは、二つ目の「あなたが外出すると、他人から感染させられる危険があるため、外出すべきではない」という、自分に対する危害から身を守るということで納得するでしょうか。あるいは三つ目の、「あなたの外出を認めると、あなたと似た状況にある人々の外出も認めざるを得ない。その結果、感染者と死者が増えるため、外出すべきでない」という、全体の利益に訴える主張に納得するでしょうか。最後の主張が少しわかりにくいので補足しておきますが、三つ目は他者危害とも自己危害とも違うところがあって、あなた自身が誰かに危害を加えるという確実なことはあまり言えず、また、あなたが

市民の外出制限を正当化する理由として、一番説得力があるのはどれですか？ 540名

「あなたの外出を認めると、あなたと似た状況にある人々の外出も認めることになり、その結果感染者と死者が増えるため、外出すべきではない」（全体の利益）
65%

「あなたが外出すると、他人から感染させられる危険があるため、外出すべきではない」（自己危害）
21%

「あなたが外出すると、あなたが他人に感染させることで危害を加えるため、外出すべきではない」（他者危害）
14%

感染するという確実なことも言えないと。ただ、集団として見た場合、外出制限をしないと一定数の感染者や死者が出ることはシミュレーションなどでほぼ確実に予測できるわけです。そこで、全体に網をかけるというか、全体的に制限しない限り、この感染症は止められないということで、一や二とは考え方が少し異なるものです。これらのうちのどれがみなさん最も納得するかということを考えてみてください。複数の理由に納得するかもしれませんが、一番説得力のあるのはどれかということを考えてみてください。

［slido で投票を実施］

五四〇人ほどに投票していただいて、六五パーセントの人が全体の利益という回答をしていただいています。自己危害が二一パーセントで、今回はこれが次に来ていますね。そして一四パーセントほどが他者危害となっています。面白い答えですね。大体三人に二人が、全体の利益を考慮すると、まあ外出制限も仕方がないと考えるだろうということかと思い

ます。二割の方が自己危害、自分が感染するリスクがあるから家を出てはいけないというのであれば、まあ仕方がない、と納得すると。

一割強の人が他者危害を選ばれましたが、今回は他者危害を理由に正当化するのがより困難な事例だと思います。私が外出することで他人に感染させて危害を与えるということは、すでに感染がわかっているか、あるいは濃厚接触者のため感染が疑われる場合を除いては、あまりもっともらしくないからです。むしろパターナリズムや全体の利益に訴える方がもっともらしく思われます。

ただ、パターナリズムにしても、年齢や地域によっては、外出すると本当に自分が感染して重症化するのかという疑念もあるでしょうし、また、外出制限が長期間にわたると、一部の人は仕事ができないなどの不利益も大きくなり、もう感染してもいいから仕事をさせてくれと考えるかもしれない。自分の利益を考えた場合、家に閉じ込められるよりは外に出られた方がよいのだという人にとっては、このパターナリズム的な議論は説得力がないのではないかと思います。

ですので、ここでも先ほど言いました最小制約原則や互恵性の原則、権利や自由の制約を必要最小限にしているか、また透明性がきちんと保たれた政策なのかといった公衆衛生倫理の諸原則を考える必要があるかと思います。

■今回のまとめ

「史上初めて、われわれはテレビの前に寝そべって、何もしないことによって人類を救うことができる。

失敗しないようにしよう」。これは、ニュージーランドの警察がソーシャルメディアの一つであるツイッターでツイートした言葉として、日本のメディアでも取り上げられていたものです。[10] これは、外出せずにテレビの前に寝そべっていることが、全体の利益のためになるのだということをうまく言い表していると思います。全体の利益のために、家にいてテレビを見ていようというわけです。ただ、私の考えでは、家にずっととどまることは必ずしも楽なことではない。日本国民でも人類を救うでもいいのですが、人類を救うために人々にどこまで犠牲を払うように強制してよいのだろうかということを、こうした公衆衛生の対策に関しては考えないといけないと思います。これが今回の重要なメッセージで、ぜひみなさんに考えていただきたい点であります。

今回のまとめです。大型クルーズ船の乗客乗員の停留措置というのは、彼らの感染が疑われるため、他の人に感染を広げないという他者危害の原則から比較的正当化がしやすい。ただし、乗客乗員の利益の考慮も重要です。一方、国家規模の外出制限を考えると、感染の疑いがかなり低い人も含まれているため、他者危害原則というよりは全体の利益の考慮の方が大きいと私は思います。その際には、個人の自由の制約は感染症対策として本当に必要か、また必要だとしても最小限のものかということを十分に検討する必要があります。また、一部の人々が多大な犠牲を払わずに済むように補償が必要です。最後に、政策決定の透明性や説明責任も重要です。こうした公衆衛生的介入の原理原則を踏まえて、倫理的配慮にかなった公衆衛生上の対策を今後も考える必要があると思います。

今回が第二回で、次回は人工呼吸器を誰に配分するかという話をして、その次は外出制限は自粛がよいのか強制がよいのかという今回と少し関係する話をします。そして最後に、ポスト・パンデミックの世界という話をしたいと思っています。

質疑応答

今回もいろいろ質問をいただいておりますので、どんどん答えていきたいと思います。

「混乱の渦中で全体の利益に訴えられるよりも、個人にフォーカスを当てた方が説得力があるように感じられる気がする」。これは難しいところです。現実には、外出自粛はあなたの利益にもなるし、みんなの利益にもなりますよという風に、複数の理由が言われていたのではないかと思います。いろいろな状況に置かれている人々がいる中で、何に説得力を感じるかというのは非常に重要なところですが、今回の外出制限はあなた個人の利益になりますよと言い続けていると、「いやいや、これが私の利益になっているとは到底思えないよ」と考える人々も出てくると思います。すると、どういう理由ならばもっともらしいか。もしもっともな理由が一つもないとしたら、その場合はもう政策の方向性を改めないといけなくなるのではないかと思います。

「全体の利益と言われても船の人は納得しないでしょう」、「自分が隔離される側だったら意見は変わる」、「船外と船内では意見が分かれそう」などのコメントは、そのとおりかと思います。全体の利益とは何かということは前回も質問してくれた方がいましたけれども、日本全体なのか、世界全体なのか、あるいは船内全体なのか、非常にその問題が大きいと思います。とくに今回は、クルーズ船の乗客乗員のうち、日本人は大体三分の一ぐらい、あとは海外の人ということで、船の中にいた非常に国際色豊かな集団が、日本国内での感染を防ぐために、ある意味、命を賭して閉じ込められるということが大きな問題だったのではないかと思います。日本がクルーズ船をそもそも受け入れる必要があったのかなど、法律上も非常に曖昧なところだったので、日本政府としても難しい対応に迫られたと思います。とはいえ、人道的な理由からクルーズ船を受け入れたことは賞賛されるべきであり、どうすれば日本国内の人々と、船内の人たちの双方が納得できる対応ができたのかについてよく考える必要があると思います。みなさんも、自分が船内にいたとしたら、どのような対応であれば納得できただろうかということを考えていただければと思います。

「全体最適は多数を幸福にするのだから実に民主的なのではないか」。これもよい指摘だと思います。私の指導教官だった加藤尚武先生が、民主主義、自由主義、功利主義という三つの組み合わせをどう考えるかというのが現代の倫理学、ないし現代社会の問題だと言っていたことが思い出されます。[11] 功利主義的に言えば全体最適というのはいいと思いますけれども、それが民主的かというと、少数が犠牲になるような政策や制度が本当に民主的といえるのか。民主的決定によって少数者が犠牲になるということは十分にあり得ると思いますけれども、それが民主的なのかどうかというのは常に議論になるところです。むしろ少数派の声も掬い上げて切り捨てないということが本当の民主主義ではないか。ここに、民主主義をどう理解するかという大きな問題があるかと思います。

「政策決定者がどれぐらい正確な判断ができるかが大きい。制限を受ける人々との信頼関係の構築もある」、「全体の利益が受け入れられるには、国家に対する信頼が必要条件になる気がする」。これも非常に重要で、状況が刻々と変わって、得られる情報も変わっていく中で、どれぐらい正確な情報が得られるのか。また、人々にどう発信しコミュニケーションをとることで、人々との信頼関係が得られるのか。政策決定者と権利を制約される人の間の信頼関係というのは大変重要だと思います。これはダイヤモンド・プリンセス号でも大きく問われた問題だと思います。大切なことの一つは、そのために十分な準備をしておくことだと思います。今回は準備できなかったのであれば、次の機会に備えて準備をするというのが重要です。

「日本人の特性として、何か行う際、高いレベルの根拠（エビデンス）を求める傾向にあると考えられます。倫理的な問題は社会規範の要素が含まれると考えられますが、現在の政府やWHOのように信頼性が落ちている機関が発した根拠と、多くの方が考える規範が対立した場合、人々の行動としてどのような傾向があるといわれているのか教えてください」。これは難しいところです。これも信頼という話になるかと思います。どのぐらい日本人がほかの人々と比べて信頼の置ける情報を求めているのか、エビデンスを求めているのかというと、これは人によってやはり違うところもあるかと思います。政府や公的機関から出る情報が本当に信頼の置けるものなのか。今回のパンデミックでは割と信じる人が多かったのではないかと、私は実感的には思うところですが、いずれにせよどうやったら信頼できる情報を出せるか。政府は何か隠しているのではないか、だましているのではないかということを思われないというのが、政府にとって非常に重要だと思います。この信頼できる情報を出すということは、政策立案の透明性という観点からも考える必要があると思います。

「外出制限の正当化根拠が他者危害原則だとして、自分は感染していないはずという反論があり得る」、「前回の講義で、他者危害は直接的、限定的であるべきだと話があったことを考えると、外出制限に他者危害原則はしっくりこないのかな」。これはそのとおりだと思います。前回言いましたとおり、他者危害原則というのは、基本的には直接的に個人に危害を加える、あるいは、そのリスクが高い場合に限って適用されるべきものと考えられます。たとえば今日、再犯の問題がありますけれども、再犯リスクの高い人に関してはある程度自由の制約が認められてしかるべきかもしれませんが、そのリスクが非常に低いなら、他者危害原則で自由を制限するのには無理があると思います。ではどのぐらいリスクが高ければ他者危害の可能性があると判断すべきかについては、さらなる議論が必要とされるところであります。

「ダイヤモンド・プリンセス号の乗客乗員の停留措置は、海外からの他の経路での入国に対する制限との公平性の視点ではどうだったのでしょうか」。これもそのとおりで、個人的な話になりますけど、私なんかは、このダイヤモンド・プリンセス号の一件が終わった二〇二〇年三月一七日ぐらいに日本に帰ってきましたけれども、入国の手続はかなり厳しいかなと思っていたのですが、あまり厳しくなく、割とスムーズに空港から戻って来られました。少し時間が経って、ウイルスの性質や感染症対策に関していろいろなことがわかってきたということもあるかと思いますが、船舶と航空機との公平性という問題もあると思います。

もう一つは、このダイヤモンド・プリンセス号を受け入れたあとに、二月六日に、ウエステルダム号という、似たようなクルーズ船を日本が受け入れなかったということがあります。[12] ほかの国も受け入れなかったので、日本も受け入れなかったのだと思いますけれども、出入国管理法を盾にして、受け入れなかったということです。これが良かったのかと、人道的にどうだったのかという問題もあると思います。かなりパニックになっていたときだったので、仕方ないといえば仕方ないかもしれませんけれども、ダイヤモンド・プリンセス号は受け入れたのに、ほかの船は受け入れなくて本当によかったのだろうかという問題もあったと思います。これも、船の中にいる人の立場も考えたうえで、考えていただきたいところです。

「チルドレスの原則は緊急時に適用可能なのだろうか」。これも良い指摘ですが、原則としては緊急時にも適用可能だと思います。次回も言いますけれども、大事なのは、地震や台風の対策もそうですが、緊急時に備えて事前に対策をしておくことです。その際にこういう原則を用いて考えるべきだと言えます。緊急時に泥縄で対策を取っているようでは遅いというのが問題になるところです。

「権利の侵害の程度が最小であるという条件は、物差しがなかなかつけにくいデメリットがあると思います。最小であると声の大きい人が言えばそうなる」、「必要性の条件で、ある程度デメリットを緩和できると思えばいいですかね」。これは実際には法律の専門家にも入ってもらって、権利侵害を伴う政策がそもそも必要なのか、また必要だとすれば、権利の侵害が最小であるかどうかを十分に検討することが重要だと思います。そのためには、公衆衛生上の目的を達成できると考えられるいくつかの選択肢をあらかじめ考えておき、それらの選択肢の中からメリットとデメリットをよく考えたうえで選ぶのが望ましいと考えられます。また、その際に透明性をもって決めるという必要もあるのではないかと思います。透明性の確保にはいろいろな課題があるとは思いますけれども、非常に重要な課題だと思います。

「検疫法と感染症法の違いは、入国を許可する権限があることと、主権の制限をする権限がないことで、船舶の留め置きは法的にはクリアできますが、それを行使した際に予想される結果と、それに対する方略についての説明が倫理的には求められるということですよね」。そのとおりかと思います。私は法律の専門家ではないのであまり詳しくはありませんけれども、検疫法では、検疫が済むまでは乗客乗員を下船させないということが認められております。感染症法では、感染症の種類によって、感染した人々や、濃厚接触した人などに対する強制のあり方が違っています。[13] そこで、いったいそれをどうやって倫理的に正当化できるかということがあります。ただ、ここは歴史的な問題もあって、二〇世紀中盤以降、感染症が社会的な脅威ではなくなってきたので、どんどん強制力がなくなってきていたという問題もあります。ですので、今回のパンデミックを踏まえて、今後、法律によってどのぐらい権利を制限するべきかについて見直しをする必要があるのではないかと思います。

「全体の利益を突き詰めることが互いの行動を監視し合うような流れにつながるのではないか」。これは第四回の自粛のところで検討したいと思います。これも重要な問題だと思います。

「この解答率、国によって絶対違うだろうな」。「たしかに海外ではマスク着用ですら自由が奪われるというぐらいなので、国民性で回答はがらっと変わりそうですね。」そうだろうなと思います。私もこの授業を他の国でやると割合が違うのではないかなと思います。個人の自由を非常に重視して、ミルの他者危害原則だけで行こうというお国柄だと、これはリバタリアニズムと呼ばれますけれども、他人に危害を加えない限りは全部個人の自由だということで、典型的には米国の一部の人々がそうだと思いますが、自由の制約に対して非常に怒る人々がいるような国では、やはり考え方がずいぶん違うのではないかと思います。

「日本語が読めていないのかもしれませんけど、個人の自由の制限は他者危害でしか正当化できないから外出制限はやり過ぎと思った人は、どこに投票すればよかったのでしょう」。たしかにそのとおりで、これは私の書き方が悪かったかもしれません。今回はこの三つに絞ったので、その他を選びたかった人も一部いたのではないかと思います。次回から「その他」を選択肢に加えたいと思います。

「行動介入するうえで得られる全体の利益と、それに伴う損失で、後者が上回る場合は介入を正当化するべきではないとのことですが、後者が上回っているか否かを判断するための明確な根拠もない中で、どのように判断されるべきなのでしょうか」。これは非常に重要な問題で、こうした利害得失をどこまで計算できるかについては、一つには通約可能性という問題があります。死亡者や感染者の数は計算できるのですが、生命と自由という二つの考慮をどうしたら天秤にかけられるかという問題です。ただ、これはいろいろ言われているところであり、公共政策などの分野では費用便益分析という考え方があって、たとえばダムや高速道路を作るかどうかとか、環境問題のためにどのぐらい環境対策をするかといった問題で、基本的に人命損失なども含めて全部お金に還元して計算して、こうした比較衡量がなされる場合がありま す。理論的にはまだ発展途上のところもあるかと思いますけれども、パンデミックの対策にもこうした計算をしていくのも非常に重要かと思います。今すぐにはできないかもしれませんけれども、外出制限によってどのぐらいの損失が生じるのかを評価することが、全体の利益を考えるうえでは重要だと思います。感染によって失われる健康や命も重要ですが、外出制限を行う場合は、失業や自殺といった問題も含めて、さまざまな利益が問題となるからです。

「逆の見方をすると、外出制限に協力しなかった人たち、たとえばパチンコに行った人たちは、三つの選択肢のどれを選んだと考えられるのか。あるいは、彼らの思考には何か欠落していたのか」。これも重要な問題だと思います。法律で罰則がなければ何をやっても自由だと思っていたのかもしれませんし、いろいろな理由があるのではないかと思います。社会調査が得意な研究者はぜひこういう調査もしていただければと思います。

「個人の自由に制約を与える主体は国家でいいのでしょうか。第三者機関が必要ではないでしょうか」。これも面白い問題で、最終的には国家権力が罰則ないし刑罰を伴う制約を作ることができるのだと思います。こういう問題についての議論自体は、政府に限らずいろいろなところでできたのではないかと思いますし、たとえば船であれば船長に最も権力が集まっているというので、個々の状況において制約を課すことができるのは必ずしも国家だけではないと思います。しかし私の考えでは、個人の自由や権利の制約というのは大変重要な問題であるため、最終的には国家権力が政策を決めて、それを実行するというのが一番よいのではないかと思っています。

「集団免疫の獲得を全体の利益と考えだすと議論が拡散しそうですね」。この集団免疫の獲得というのは難しい問題で、まだわかってないところなので専門家でない私があまり言えることはないのですが、人々が自由に行動することで感染が拡がり、集団免疫ができれば感染が収束してそれが全体の利益になるとしても、そのような集団免疫が獲得される前にどのぐらいの命が失われるのかという問題があり、これが全体の利益を考える上で重要な問題ではないかと思います。

「制限の最小化、互恵原則、情報公開の三要素により各国の対策実態を評価することができるが、そうした情報収集公表を行っている機関はあるのでしょうか」。これは、国際的には、大学レベルではいろいろな政策を横並びにしているところがあると思います。ただ、その結果どの政策がいいといったようなことをまだ十分には評価していないのではないかと思いますけれども、そのうち出てくるのではないかと思います。私の知っているところでは、たとえば英国のインペリアル・カレッジ・ロンドンが、ＥＵ圏内の諸国の政策の評価というか、各国がどのような対策を取っているかを横並びに比較して示しています。[14]これも今後のことを考えると非常に重要な指摘だと思います。

「外出の制限のように国民全体がかかわるような措置では、補償を行うにもそれを誰が行うのかという問題が出てこないでしょうか。これは広い意味では、前回少しお話に出た、将来世代との利害対立という論点に関係しているのでしょうか」。たしかに、ダイヤモンド・プリンセス号のような船だけではなくて、国家全体ということになると、国家が補償をするといっても、実際問題どこまでできるのかという問題があると思います。それに、いったい誰がどのぐらいの不利益を被っているのかということも考える必要があると思います。将来世代もそうですし、影響を受ける他の国の人々はどうなのか。たとえば、日本の多国籍企業が、中国の工場の操業をストップするとき、そこの労働者も日本政府が補償すべきなのだろうかと、そういった問題も出てくるかと思います。この問題については十分に考えきれていないので、問題を指摘するだけに留めますが、補償に関連して、全体の利益というのはどこまでを含めるべきかという問題があるかと思います。

最後になりますが、「感染症の拡大がルールの異なる国家間に渡る場合、境界線が曖昧だとカオスになるよねという意識が働くので、検疫が厳しくても仕方がない」。これも重要な問題で、感染症は人々と一緒にボーダー（国境）を渡っていくわけですが、ボーダーをどう管理するのか。日本は海で切れているわけですが、他の国だとなかなかそうはいかないわけです。また日本国内に関しても、たとえば県境に関所を作り、関所で取り締まったらよいのではないかと言うこともできます。

ただ、それぞれが境界線を強化するという発想よりは、むしろ国際レベル、アメリカであれば連邦レベル、日本であれば知事とも協力しながら国レベルで、どんどん協調的なルール作りをしっかりやっていくという方が重要なのではないかと思います。今回のパンデミックでは、これまで国レベルでの対策で手一杯で、とても国際協調のための議論をする暇がないという雰囲気があったように思うのですが、日本だとアジア圏の諸国、あるいは国連等とも連携して、パンデミック対策をどうしていったらよいかというのを、オンラインで議論できる時代ですので、そのような議論を積極的に行うということが重要ではないかと思います。これは当然、政府レベルだけではなくて、われわれ学者レベルでもそうではないかと思います。

時間になりましたので、これで終わりにしたいと思います。次回また会えることを楽しみにしております。みなさん、それまで元気で過ごしていただければと思います。

第三講　人工呼吸器を誰に配分するか

2020年7月19日

本日もよろしくお願いします。まず、前回のまとめですが、大型クルーズ船の下船制限と、日本の外出自粛要請のような一国内の外出制限の話をしました。そこで問題になったのが、一つにはミルの他者危害原則という、自由主義社会の大原則でしたが、それだけでなく、全体の利益の考慮も重要と考えられるということを指摘しました。感染症に関しては、誰が誰に危害を加えるかということは予測できないものの、各人が自由に行動することを許すと感染拡大によって重症者や死者が増えることは予測できる。そこで全体の利益、すなわち一人でも多くの人を救うために、個人の自由な行動を制約する必要が出てくる、ということです。その際、感染症対策のために必要最小限の制約なのかという検討が必要であり、また、感染症対策のために一部の人々が多大な犠牲を払わずに済むように補償が必要であり、さらに、政策決定の透明性、とくに説明責任も重要だという話をしました。公衆衛生倫理の原則という話ですね。今回も、この全体の利益ということと関連して、一人でも多くの命を救う試みとして、人工呼吸器を誰に配分するかというトリアージの問題を考えてみたいと思います。

第三回の概要です。COVID-19の患者の爆発的増大（サージ）というのがイタリアや米国の一部の州ですでに起きていますが、日本でもこうした事態が起きた場合、重症化して入院する人が次々に現れると考えられます。そうなりますと、病院のＩＣＵ（集中治療室）のベッドや人工呼吸器等が不足する可能性があります。こうなってきますと、誰に優先的にＩＣＵへの入室を認めたり、人工呼吸器を提供したりするかというトリアージ（triage）が問題になります。現在そのトリアージが、日本でも海外でも、「命の選別」として問題になっていると思いますが、今回はこの問題についてみなさんと一緒に考えたいと思います。その際の考え方として、資源配分における正義、倫理学や政治哲学で正義や公平性と言われているものを取り上げて考えたいと思います。

■トリアージの定義

まず、トリアージとは何かという説明をします。みなさんの多くは、この言葉を聞いたことがあるのではないかと思います。いろいろな定義があるかと思いますけれども、ここでは米国の生命倫理学者のアルバート・ジョンセンの簡単な説明を見ておきます。「危機的状況において医療資源を最も有効な仕方で用いるために、病人、けが人、また、負傷した兵士などを分類する実践のこと」とあります。[1] トリアージというのはフランス語のトリエ（trier）、すなわち「選別する」という言葉からきています。ですので、トリアージはフランス語的に「トリアージュ」と書かれることもあるかと思います。

日本では一九九五年の阪神・淡路大震災以降に災害時のトリアージが整備されるようになって、大規模なトリアージとしては二〇〇五年のJR福知山線の脱線事故の話がよく知られています。この時は、負傷者が五六二名、死者が一〇七名というので、脱線事故としては非常に大きなものでした。その場合に問題になるのは、大勢の負傷者が出て、一度には病院に運べないという状況で、また、病院に運んだとしても、手術などの治療は一度にはできないということです。このときに、たくさんの人が、早く病院に連れていって治療してほしいと言うわけですが、どのように優先順位を付けるか、つまりトリアージするかということが問題になります。

ここで、みなさんに練習として考えてみてもらいたいと思います。災害医療において、けが人の病院搬

災害医療において、怪我人の搬送・治療の優先順位をどう付けますか　328名

1. 重症者を優先し、軽症者を後回しにする
96%

2. くじ引きで決める
1%

3. 先着順にする
2%

4. 一番お金を出せる人を優先する
1%

送や治療の優先順位をどう付けたらよいか、これについて少し考えてみてください。選択肢は、一番、重傷者を優先し、軽傷者を後回しにする。二番、くじ引きで決める。三番、先着順にする。四番、一番お金を出せる人を優先する。いかがでしょうか。

［slido で投票を実施］

投票していただきありがとうございます。三二八名の方が投票してくれて、九六パーセントの方は一番の重傷者を優先し、軽傷者を後回しにすると選んでいます。二番のくじ引きで決めるが一パーセント。三番の先着順にするが二パーセント。四番の一番お金を出せる人を優先するが一パーセント。四番が一番リバタリアニズム的な発想ですが、少数ですがそういう方もいますね。しかし、圧倒的に多くの方は一番、「重傷者を優先し、軽傷者を後回しにする」を選んでいます。次に見ますように、災害時のトリアージは、基本的に一番の発想で行われています。

さて、災害時のトリアージというのは、先ほど言いましたように、阪神・淡路大震災以降、日本でも整備され標準化されています。災害時のトリアージでは、負傷者にトリアージオフィサーと呼ばれる人が赤、黄、緑、黒のトリアージタグを付けて、赤から順番に病院に搬送し、治療を行うことになっております。赤というのは重傷者で、早く治療しないと死んでしまうという人たちです。彼らを病院に早く送り、手術をする。黄色というのは、骨が折れているかもしれませんが、応急処置をしておけばしばらく待てるというレベルのけが人です。この人たちは赤の人たちが済んでから搬送するという風に、待ってもらう群です。緑というのはさらに軽症な人で、歩いて病院へ行けるだとか、他の人に比べればけがは大したことがないということで、さらに待ってもらう群です。最後の黒というのは、即死であるか、蘇生してももう生き返る見込みがないという群で、死亡している人、あるいは、ほかの人を優先するため心肺蘇生をすることをしないという、そういう人に黒タグを付けるということであります[2]。

災害時のトリアージでは、こういう仕方で優先順位を付けるということに対して、社会的な合意が得られているように思います。ですので、優先順位の付け方について、比較的、答えが定まっているものであります。とはいえ、問題になるのは、黄色のタグを付けられた人が、「いやいや、私はけがをして骨が折れているのに、何で早く病院に連れて行ってくれないんですか。不平等でしょう」と主張したら、どう納得してもらうかということです。これは、言い換えますと、この順番のトリアージをどうやって正当化するかということです。みなさんはどう考えますでしょうか。

■トリアージの正当化根拠

先ほどありましたように、災害時のトリアージでは、重傷者をいち早く病院に搬送して治療するというのが重要だと考えられるわけですね。そこで、一般にはトリアージの正当化がこういう風になされています。これは大阪医師会のガイドラインの記述ですが、「災害医療の目的は、負傷者の最大多数に対して最良の結果を生み出すことである」[3]。ここはわざわざ英語で The best for the greatest number of victims とあり、いかにも功利主義的な表現で書かれています。この一文に続いて、二〇〇〇年の第1版では、「最大多数の至福を達成する唯一の目標は、助け得る負傷者を一人でも失わないようにすることである」とあります（第2版では別の表現に変更されています）。ここでは「至福」という言葉が使われていて、何だかみんな天国に行ってしまいそうですごいなと思った記憶がありますが、何にせよこのような仕方でトリアージの順位付けを正当化しているわけです。一人でも多くの命を救うためのプロセスがトリアージだということです。ですので、この文脈でよく使われるのですが、「最大救命」というのが重要な目標になっていると思います。

ここで、最大救命とか全体の利益というと、全体の利益のために一部の人が犠牲になる発想はけしからんと考える方もいるかもしれません。しかし、最大救命とは、別の言い方をすれば、一人でも多くの命を救う、あるいは、犠牲者を一人でも少なくするということであり、このように表現すれば納得する人もいるのではないかと思います。とはいえ、根本的な発想は、依然として、できるだけ多くの人を助けるという功利主義的な発想です。そこで、このような発想で優先順位を付けて大丈夫なのだろうか、トリアージというのは公平なルールと言えるのだろうか、ということを改めて考える必要があります。すると、そもそも平等や公平、また、正義とはどういうことかについて考える必要が出てきます。

■平等と公平

災害医療のトリアージについては、重症な人ほど優先する、つまり緊急性ないし緊急の医療ニーズに応じた順位付けが通常は公平と考えられています。ですが、先ほどの投票にあったように、みなさんの中には、お金持ちの人が優先されるべきだとか、くじのほうが公平なのではないかと考える人もいるかと思います。

そこでまず、平等と公平の関係を考えてみたいと思います。両者は同じ意味だと考えている人もいるかもしれませんが、常に同じことを指すわけではありません。よく考えてみると、平等だけど不公平だとか、あるいは、不平等だけど公平だとかいう状況もありうることがわかると思います。

たとえば、先日、私が所属する倫理学研究室でも納涼会をしたのですが、飲み会をするときに誰がどれだけお金を払うかというのは、倫理学研究室では常に大きな問題になる正義の問題です。参加者全員が同じだけ払うというのは普通に考えられる意味での平等だと思いますが、私が先生も学生のみなさんもみんな平等に支払いましょうと提案すると、いや、それは不公平でしょう、と学生が言うわけです。給料をたくさんもらっている人とか、年上の人がたくさん払う方が公平なのではないかと言うのです。その場合、みんなが同じだけ払うのではないという意味で不平等ですが、公平だと考えられるわけです。

また、累進課税や消費税についても同じことが言えます。現在、消費税というのは基本的にみなさん一〇パーセント、軽減税率などを除けば一〇パーセント、払っていると思いますが、それは平等だけど、やっぱり貧しい人にとっては不公平な結果になるのではないか。所得税における累進課税は、所得が多い人ほど高い税率で税金を支払うという意味ではずいぶん不平等ですけれども、一般にはその方が公平だと考えられているわけです。ですので、平等と公平というのは常に同じではないと言えます。

さらに、正義と公平の関係もありますが、今回、分配における正義（justice）と、公平（fairness）は、この文脈では普通は同じ意味で使われるかと思います。こういう正義の話は、一〇年ほど前にマイケル・サンデルというハーバード大学の哲学の先生が日本に来ていろいろ議論していたので、そのときの話を覚えている方もいらっしゃるかと思います。それはともかく、正義の理論というのはいろいろあるのですが、ここでは一つだけ、公平に決めるための手続きという話をしておこうと思います。

先ほど、トリアージの話をしましたが、お金をたくさん払った方が優先的に治療された方が公平ではないかとか、くじびきの方が公平ではないかとか、公平さの基準をめぐってはさまざまな場面で議論になるところです。とくに、人々の価値観が多元化したと言われる社会において、公平さは本当にみなが納得する形で決められるのだろうかということが議論になるところです。そこで一つの考え方として、手続きをきちんとすることで何が公平かを決めようという発想があります。それが公平さを決めるための手続き、あるいは「手続的正義」と呼ばれる考え方です。

■手続的正義とは

手続的正義の一番わかりやすい例は、じゃんけんです。たとえば子どもたちが、一つしかない飴を誰が食べるかについて、じゃんけんで決めることにした場合を考えます。すると、じゃんけんの勝ち負けで決まったことは、誰も文句を言えないことになっています。もちろん、後出しがあるといんちきだということになりますが、そうしたいんちきさえなければ、誰も結果に不平不満は言えない。じゃんけんでは誰でも勝つ可能性があるので公平だと考えられるわけですが、そのように手続が公平であれば、結果も正義に適っていると考えられる。このような手続的正義の発想は、議会の選挙とか、裁判における三審制などにも反映されていると言えます。

手続的正義という考え方を現代の倫理学や政治哲学において有名にした人は、やはりジョン・ロールズだと思います。ロールズもハーバード大学の哲学の先生でしたけれども、彼の有名なアイディアの一つに無知のヴェールというものがあります。ロールズの主著は『正義論』という本で、これは非常に分厚い本で、とくに翻訳がそうなのですが、これで頭を殴られると死んでしまうので、なるべく遠くに置いておいたほうがよいと思います、などと言うと営業妨害だと言われるのであんまり言わない方がいいかもしれません。とにかくこの本の中で、唯一と言うとまた怒られますけれども、非常によい話をしていて、それが無知のヴェールの話です。

■無知のヴェール

無知のヴェールとはいったい何かと言いますと、集団的な意思決定を行う際、決定の公平さを確保するために、無知のヴェールの背後で決めようという発想をロールズは提案しています。ここで、引用を読みますけれども、「誰も社会における自分の境遇、階級上の地位や社会的身分について知らないばかりでなく、もって生まれた資産や能力、知性、体力その他の分配・分布においてどれほどの運・不運をこうむっているかについても知っていない」、「さらに各人の善の構想や、おのおのに特有な心理的性向も知らない」、「正義の諸原理は、無知のヴェールに覆われた状態のままで選択される」ということをロールズは述べています。[4] ですので、たとえばみなさんが災害時のトリアージの優先順位を決める際に、不思議なヴェールに覆われていて、自分が金持ちかどうかわからない、大けがしているか軽傷なのかもわからない、男性か女性かもわからない、太く短い人生がよいと思っているか、できるだけ長生きしたいと思っているかもわからないという風に、いろいろな条件がわからないという状況になっていると想像してください。無知のヴェールの発想は、そのような無知の状態で決めた結果は、自然と公平な意思決定になるだろうというものです。

これは見方を変えますと、自分がいろいろな立場に置かれる可能性があるから、あらゆる立場で受け入れ可能な基準を考えることによって公平性を担保しようとしているわけです。私だと、自分の立場だけを考えて意思決定しようとすると、どうしても大学教員に有利な立場で考えてしまうかもしれない。しかし、無知のヴェールの背後で考えるなら、自分が大学教員でない場合にも自分が受け入れ可能な公平なルールを作ろうと思うでしょう。それを一般化して、みなさんが無知のヴェールの背後で考えることによって、あらゆる立場で納得できる公平なルールを決められるのではないかというのがロールズの発想です。

詳しくはご説明できませんが、私の考えでは、ロールズの議論の問題点は、無知のヴェールを用いて社会の運営原理を考えるなら功利主義は選ばれないだろうと彼が考えた点です。とはいえ、みんなで議論する際に、自分の立場だけでなくて、あらゆる立場を考えるという無知のヴェールの根底にある発想は正義や公平性を考えるうえで非常に重要だと思います。みなさんがそのように手続を重視した意思決定をすることで、誰もが公平だと考える意思決定ができるのだと思います。

■公平と平等についての練習問題

話が長くなりましたが、先へ進みたいと思います。公平と平等についての練習問題になりますが、たとえば、今回のパンデミックにおいては、政府が緊急経済対策として、特別定額給付金というものを、国民一人ひとりに一律に一〇万円給付することになりました。この話が出てきた二〇二〇年四月当初は、所得が減少した世帯に三〇万円を給付するという案だったのですが、政府は方針を転換して、今言ったように国民一人当たり一〇万円という風に変更しました。これは平等な政策のように思われますが、みなさんは、公平だと思うでしょうか。どのように考えるか聞かせていただければと思います。選択肢の一番が「平等で公平だと思う」、二番が「平等は平等だけど、必要に応じて配分していないので公平ではないと思う」、三番が「その他」ということで、ご意見を自由に書いていただければと思います。もうみなさん一〇万円

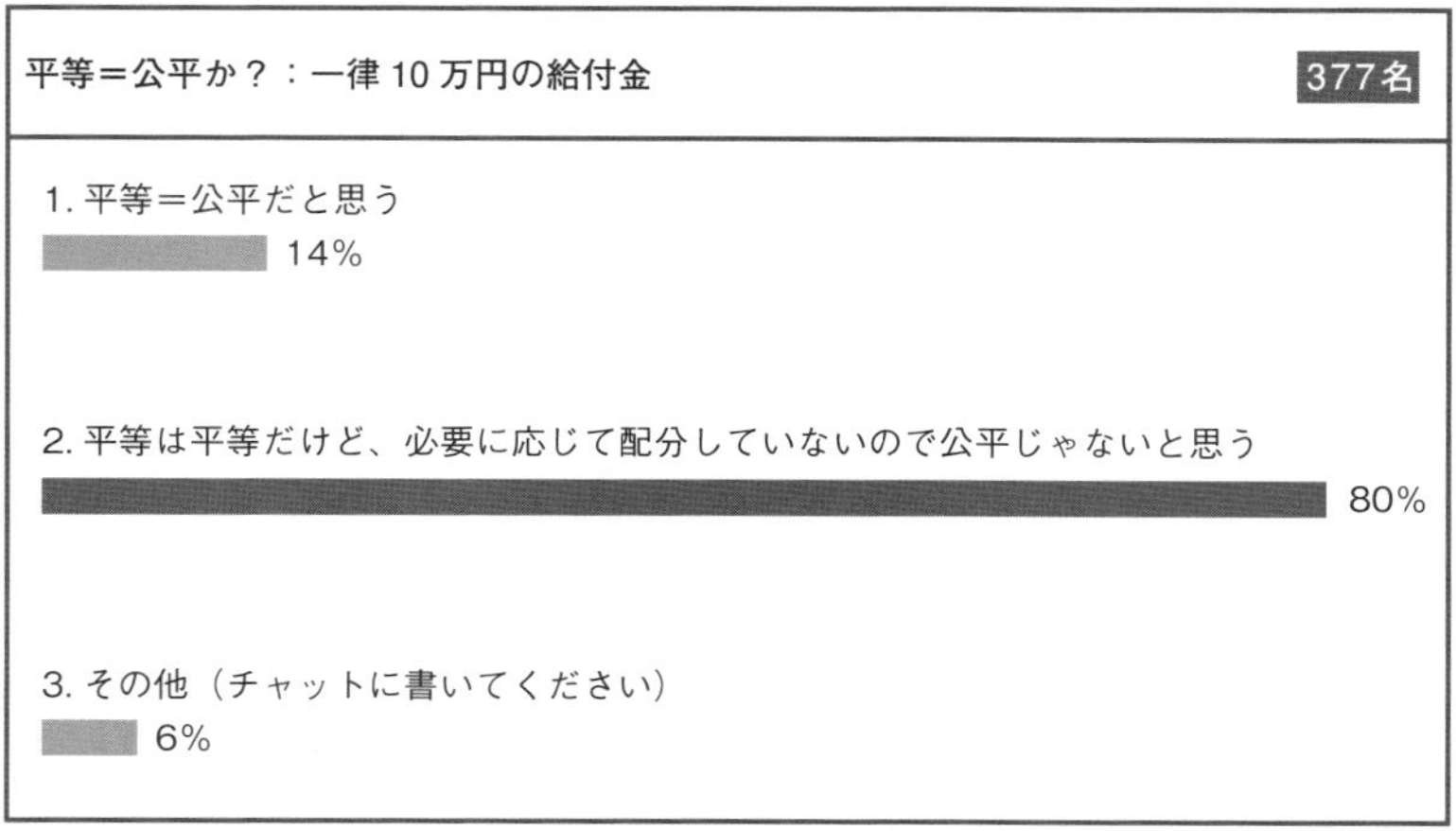
平等＝公平か？：一律10万円の給付金
377名
1. 平等＝公平だと思う
14%
2. 平等は平等だけど、必要に応じて配分していないので公平じゃないと思う
80%
3. その他（チャットに書いてください）
6%

をもらってしまったでしょうから、意見しにくいかもしれませんが、いろいろな人の立場に立って、本当にこれは公平と言えるかということを考えてもらえたらと思います。

［slidoで投票を実施］

投票ありがとうございます。三七七名の方が投票して、一番の平等で公平だと思うは一四パーセント、二番の平等だけど公平ではないが八〇パーセント、三番のその他が六パーセントとなっております。八割が二番を選んでいるという状況ですね。この問題については、みなさんのご意見を伺うだけにして次に進みたいと思います。

次に、もう一つ、平等か公平かというので、いわゆる「アベノマスク」について考えてもらいたいと思います。これは今回のパンデミックが発生した当初、小売店でマスクが売り切れて入手が困難になっているというので、政府が各世帯に二つずつ布製のマスクを配布するということをしました。かなり批判的な声もありましたが、私の考えではおそらく、資

平等＝公平か？：「アベノマスク」　354名

1. 平等で、公平だと思う　5%

2. 平等だが、必要に応じて配った方が公平だと思う　19%

3. 世帯によって人数が違うので、平等でも公平でもないと思う　71%

4. その他（チャットに）　5%

源配分の公平さについて国がわれわれに考えさせるために、どこの家庭にも二つずつ送って、家族が五人か六人ぐらいいる世帯では誰がマスクを使うか公平に決めなさい、という練習問題を出してくれたのではないかと思います。それはともかく、各世帯にマスクを二つずつ配布するということについて、みなさんどう考えるでしょうか。

質問は先ほどとほとんど同じです。一番は、平等で公平だと思う。二番は、平等だが、必要に応じて配ったほうが公平だと思う。三番は、世帯によって人数が違うので、平等でも公平でもないと思う。四番は、その他、としております。これも少し考えてください。ここまで練習問題だと思って、おつき合いいただければと思います。

［slido で投票を実施］

投票ありがとうございます。参加者は三五四名ほどで、約七割の方は、三番の、「世帯によって人数が違うので、平等でも公平でもないと思う」を選んでいます。約二割の方が二番で、「平等だが、必要に応じて配ったほうが公平だと思う」。一番の「平等で、公平だと思う」が五パーセント、また四番のその他も五パーセントになっています。その他の方は、YouTube のチャット欄にコメントしてもらえたら、あとで時間のある範囲でお答えしたいと思っております。これも、私からとくに解説することはありませんが、平等と公平さというのは、同じときもあるとは思いますが、しばしばずれがあるということがわかってもらえたのではないかと思います。

■人工呼吸器のトリアージと公平性

ようやく本題に入っていくのですが、今回、ＩＣＵのベッドや人工呼吸器のトリアージというのが、命の選別として問題になっています。これについてどう考えたらいいのか、何に応じて順位付けするのが公平なのかということを考える必要があります。この「何に応じて」という基準ですが、たとえば治療を施した場合の生存の可能性、あるいは、退院後の余命の長さ、あるいは、待機順とか、くじの順番といった基準が考えられます。ここからはかなり深刻な問題になりますので、お答えになりたくない方はお答えになる必要はありませんが、重要な質問をしたいと思います。今回の人工呼吸器の配分等で議論になっている問題です。日本では幸い、まだそこまで深刻な問題になっていないと思いますけれども、現実の問題になりうる問題であります。

それは次のような問題です。二人の重症患者がいて、いずれも一刻も早く人工呼吸器をつけないとまもなく死ぬと予想されます。しかし、資源の制約から一人にしか呼吸器を提供できません。二人の患者の特徴からすると、呼吸器をつけた場合の患者Aの生存可能性は約八割、患者Bの生存可能性は約二割と医師たちは考えています。どちらに呼吸器をつけるのが公平と考えられるでしょうか、という問題であります。この二人の患者の特徴については詳しく述べませんけれども、これだけの情報からみなさんが選ぶとすると、どうするでしょうか。一番、「生存可能性の高い患者Aにつける」。二番、「選べないので、くじ引きで決める」。三番、「一番お金を出せる人を優先する」。四番、「日本ではこんなことは起きないので、考える必要はない」。五番、「わからない、その他」、ということであります。なお、患者Bに呼吸器をつけるという選択肢は、この情報からは普通は選ばないかなと思って出していないのですが、もしそれが公平だと思う方は、五番を選んでいただき、チャット欄にその理由を書いていただければと思います。これについてお答えになりたくないという方はもちろん答える必要はありませんので、答えていただける方は投票してみていただければと思います。

［slido で投票を実施］

投票ありがとうございます。三六〇名ほどの方に投票いただいておりまして、ほぼ三人に二人が一番の「生存可能性の高い患者Aにつける」を選んでいます。二番の「選べないのでくじで決める」がほぼ一割で、三番「一番お金を出せる人を優先する」が三パーセント、四番の「日本ではこんなことは起きないので考える必要はない」を選んだ人は〇パーセントになっています。五番の「わからない、その他」はほぼ二割と、結構多いですね。もし何か質問や、五番を選んだ理由があれば、チャット欄にお書きください。

360名

二人の重症患者がいて、いずれも人工呼吸器をつけないとまもなく死ぬと予想されます。資源の制約から一人にしか提供できません。患者の特徴からすると、呼吸器をつけた場合の患者 A の生存可能性は約 8 割、患者 B の生存可能性は約2割です。どちらに呼吸器をつけるのが公平と考えられるでしょうか。

1. 生存可能性の高い患者 A に付ける　66%
2. 選べないので、くじ引きで決める　9%
3. 一番お金の出せる人を優先する　3%
4. 日本ではこんなことは起きないので考える必要はない　0%
4. わからない、その他（チャットに）　21%

■年齢別の生存可能性

今回の COVID-19 については、重症化すると人工呼吸器が必要な肺炎（急性呼吸器不全）を起こすわけですが、その場合に、高齢者ほど致死率が高いということがわかっています。そのことを示すいくつかの研究を見ておきたいと思います。

図1はアメリカの研究で、二〇二〇年の三月中にニューヨーク市内にある二つの病院で扱った重症患者のデータになります。[5] 一〇歳ごとの年齢層別に、重症患者が薄い灰色で示されており、そのうち亡くなった患者は濃い灰色で示されています。そうしますと、年齢が高ければ高いほど重症化した際に死亡してしまう患者が非常に多くなるということがわかります。少なくとも今回のパンデミック初期においては、八〇代になると八割ぐらい、

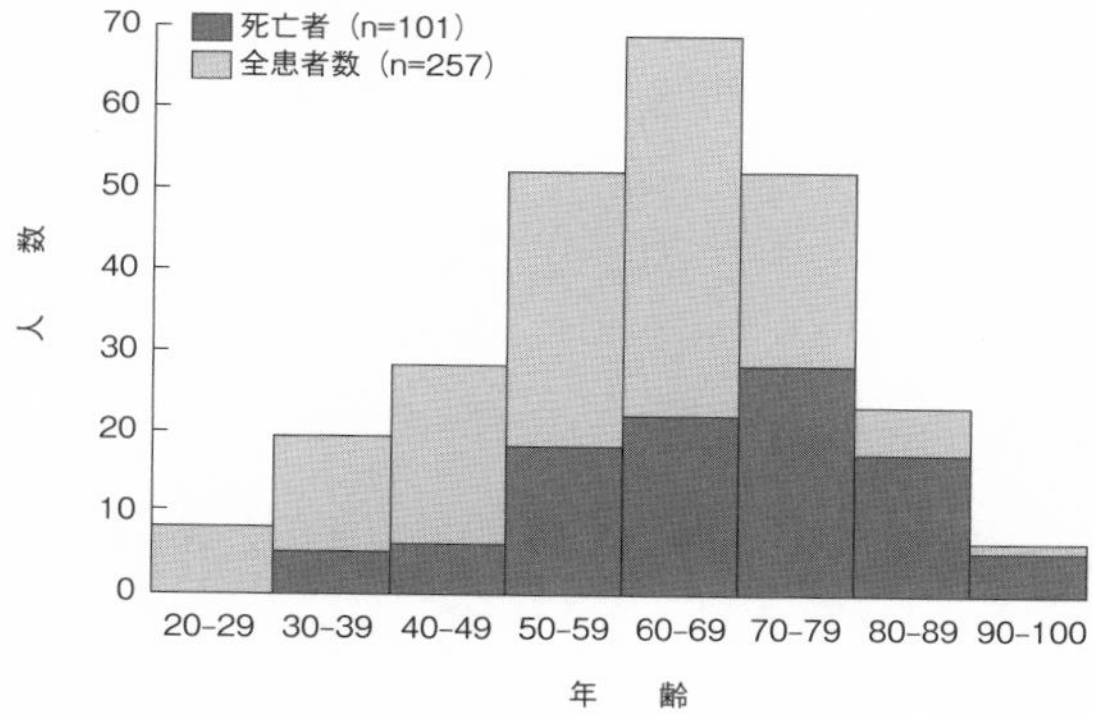

図１　年齢層別の重症患者の死亡率

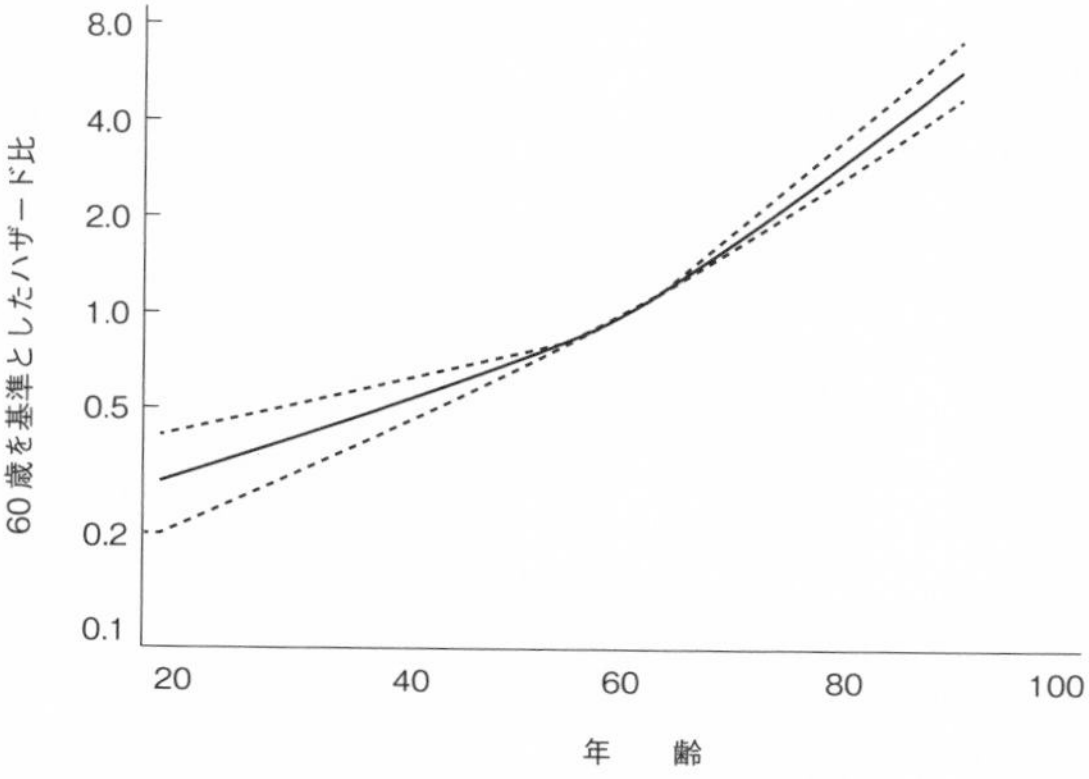

図２　年齢の違いによる死亡リスク

九〇代になるとほとんどの患者が亡くなっていたことになります。

図２は、イギリスのデータです。イギリスにはＮＨＳ（National Health Service）という国営の保健医療制度があります。ＮＨＳは全国組織なので、データがたくさん集まってくるのですが、これはCOVID-19の重症患者六〇〇〇人ぐらいを調べたものであります。[6] 詳しくは説明しませんが、年

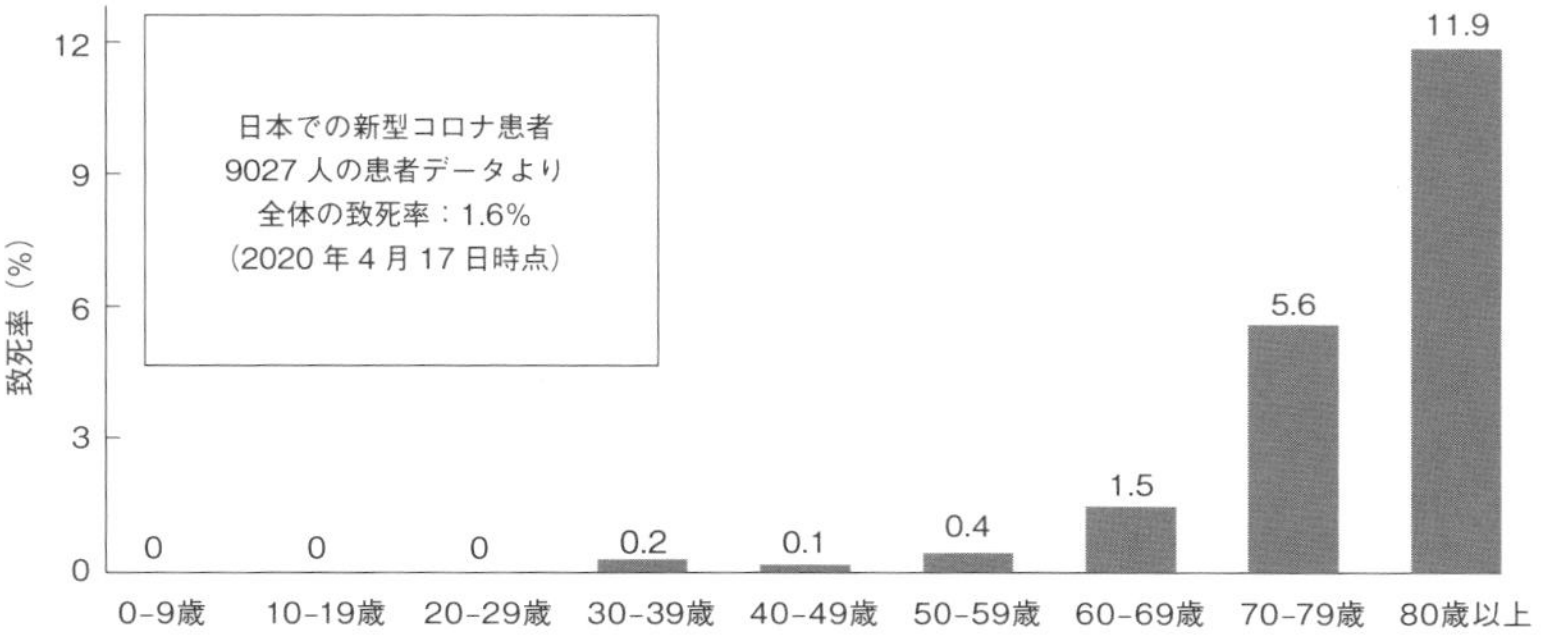

図３　年齢別にみた COVID-19 の致死率（日本）

齢六〇歳を基準値一・〇として、年齢が違うとどれだけ死亡リスクが変わるかが示されています。性別とかエスニシティ、貧困度、肥満の度合い（ＢＭＩ）、介護の有無、免疫不全等の要因を調整したうえでもこのぐらい違うということです。たとえば四〇歳だと、重症化した場合に死ぬ可能性は六〇歳と比べると半分以下、八〇歳の患者は六〇歳の患者に比べると四倍ぐらい死ぬ可能性が高いということになります。これらは重症患者における比較です。

では、日本ではどうかというので、図３は日本の厚労省研究班によるデータですが、これは先ほどの重症患者だけを見たものとは異なり、COVID-19 の患者数全体についての年齢別の致死率を表したものです。[7] たとえば私も含まれる四〇歳台の層と八〇歳以上の層だと、致死率が一〇〇倍以上も違うということがわかります。[8] これは感染した場合の致死率を比べたものですので、かなり母数が多いわけですが、感染した人の中での致死率が年齢によってかなり違うというのがわかります。

そこで、重大な問題はこうです。先ほどみなさんに選んでもらったように、生存可能性を基準に人工呼吸器の優先順位を決めると、一般に若者が優先されることになりますが、それでよいのだろうかという問題です。これが今回、世界的にも大きな問題になっています。

■イタリアのトリアージの事例

たとえばイタリアは人口約六〇〇〇万人で日本の半分ぐらいの国ですが、二〇二〇年三月一一日に全国的なロックダウン（都市封鎖）をしました。けれども、約一週間後の三月一九日には死者数が約三四〇〇人、感染者は四万一〇〇〇人ぐらいになりました。[9] 死者数の平均年齢は八〇歳ぐらいということで、また死者の約半数に心臓病や糖尿病など三つ以上の持病がありました。それで、ICUの人工呼吸器が足りず、五〇代以下の患者を優先せざるを得ない状況だったとして、呼吸器のトリアージが行われていたというわけです。

この頃にイタリアの医療現場のインタビュー調査を行ったリサ・ローゼンバウムという人の論文が非常に興味深いのですが、医療者がこのようなトリアージをしなければならないことに非常に苦悩していたということが書かれています。もう本当に大変で、それを人に話したくもないということで、たくさんの医療者がトラウマを負ったということです。せっかく一部を訳してみたので、引用しておきましょう。

〔トリアージの〕アプローチは一つの病院内でさえ異なっていたが、年齢が最も重みを与えられているように私は感じた。たとえば私が耳にした話では、ある八〇歳の男性は、COVID-19関連の呼吸不全になるまでは「身体的には完全に健康」だった。彼は人工呼吸器が提供されなかったため、亡くなった。〔イタリア北部の〕ロンバルディア地方の医療制度は資源が豊富であり、可能な限り救命医療のキャパシティを拡大したものの、人工呼吸器を必要とするすべての患者にそれを提供することは全くもって不可能だった。「例外を作ることは不可能です」とL医師は述べた。「われわれは、誰が死んで、誰を生かし続けるかを決めなければならないのです」。（中略）私が話をした医師たちは、キャパシティが危機的状況にあったことに対して責任がないことは明らかだったものの、医師たちはみな、こうしたトリアージの決定がどのようにしてなされたかを尋ねられると、非常に居心地が悪そうに見えた。私の質問への答えは、沈黙であった――あるいは予防や社会的距離拡大の必要性のみに注意を向けるべきだという勧告であった。たとえば、私がS医師に対して、呼吸器配分において高齢を理由にした除外基準が用いられたかどうかを繰り返し質問したとき、最終的に彼は、それについて話すことは非常に罪悪感を抱くということを認めた。「これは話してよいことではない」と彼は言った。「多くの人をただ怖がらせるだけです」[10]。（〔 〕は筆者の補足）

そのような最中、イタリアでは三月一六日に集中治療の関連諸学会から、ICUのトリアージに関するガイドラインが出て、その中では例外的状況においてはICUでの治療に関する年齢制限は倫理的に許されるということが述べられていました。高齢者はICUに入っても回復する見込みが低い、また、非常に長期にわたって治療が継続する可能性があって、そうすると、他の人たちに治療が提供できなくなる可能性があります。ですので、場合によっては、重症化しても呼吸器をつけることをやめるべきだ、さらには、呼吸器を外すべきだということが提案されていました。ガイドラインには、「その根本にある原則は、非常に希少になるかもしれない限られた資源を、生存可能性と余命がずっと長い患者のために取っておくことで、最大多数の人々に対する利益を最大化するというものであろう」と述べられていました。[11]

ＷＨＯの事務局長は「高所得国の医療は無駄がなく効率的だが、緊急時の対応の幅を広げるのは難しい」として、イタリアの悲惨な状況から学ぶ必要があると言ったとのことです。[12]みなさんはイタリアの事例をどう考えますか。とくに、年齢によるトリアージは差別なのか、あるいは、公平なのかということです。先ほどの、ロールズの無知のヴェールということも考えながら、自分が高齢者だったらどう考えるのか、あるいは、自分が若者だったらどう考えるのかということも考えながら、想像していただきたいと思います。

■「若者の治療を優先する」は差別か

ＩＣＵでの治療に関するこのようなトリアージは差別なのかという点について、たとえばアメリカでも州によっては、高齢者だけではなくて、たとえば知的障害者も生命維持治療を後回しにしてよいということをガイドラインに書いてある州もあって、大きな問題になりました。アメリカの保健社会福祉省というのは日本の厚労省に当たるところですが、この省内にある公民権局の局長のロジャー・セヴェリーノという人は次のように言っています。「障害を持つ人、英語が片言しか喋れない人、あるいは宗教上の配慮が必要な人たちが、緊急時の医療サービスの一番後回しになることはあってはならない。我々の公民権法はすべての人間の生命がもつ等しい尊厳を、容赦のない功利主義から守っているのだ」[13]。つまり、医療従事者は、障害、人種、年齢、その他の要因で差別をしてはならないということです。先のイタリアの学会のガイドラインに見られるような最大救命を目指す功利主義的発想はけしからんと言うわけであります。

ただ、ここは議論のあるところで、たとえば英国医師会の COVID-19 に関する倫理ガイダンスは次のような考え方を述べています。「年齢や障がいに基づく単純な「線引き（cut-off）」方針は、非倫理的であるだけでなく、直接的な差別となるため違法でもある。健康な七五歳の患者を、年齢に基づいて合法的に治療拒否することはできない。しかしながら、COVID-19 により重度の呼吸不全に陥った高齢患者は、集中治療を行っても死亡する可能性がきわめて高いかもしれず、その結果として集中治療への受け入れ優先順位が低くなることがありうる」[14]と。要するに、年齢で直接的に差別することはだめだけれども、間接的な差別なら許されると。どういうことかと言いますと、年齢そのものを理由にして、「あの人は高齢だから人工呼吸器をつけるのはやめよう」というのは直接的差別に当たるけれど、高齢者は先に見たように医学的に見て生存可能性が低いため、生存可能性をトリアージの基準にした場合に、人工呼吸器をつけない事例は圧倒的に高齢者が多くなる可能性があるわけです。その場合は、間接的差別として正当化できると言うのです。

英国医師会の主張では、高齢者か若者かという年齢そのものが基準ではなく、生存可能性という医学的考慮が基準なので、これは問題のある差別に当たらないとされます。ですから、ここで架空の事例を考えますと、COVID-19 と似ているが別の感染症（DIVOC-19 とする）があるとして、DIVOC-19 は COVID-19 とあらゆる点で似ていますが、ただ一点だけ異なっていて、高齢者ではなく若者の生存可能性が圧倒的に低いような病気だとします。そうすると、英国医師会の立場からすると、DIVOC-19 が流行して重症患者があふれた場合には、若者ではなくて高齢者を優先して治療することが倫理的に正しいことになります。少しわかりにくいかもしれませんが、生存可能性ということを基準にしているので、仮に若者の方が、圧倒的に生存可能性が低いような病気がある場合には、若者よりも高齢者が優先されることになる、というわけです。みなさん、どう考えますでしょうか。

■フェア・イニングス論

さらに、年齢の問題にもっと踏み込んだ議論もありまして、フェア・イニングス論という議論があります。このフェア・イニングス論というのは面白い議論で、仮に高齢者と若者で生存可能性が同じ場合であっても、高齢者よりも若者を優先的に助けるべきだという議論です。

簡単に言いますと、野球とかクリケットには表裏のイニングというのがありますが、それからの類推で、高齢者というのはもう試合の後半、野球で言えば七回か八回か九回ぐらいまでやっているから、そこで試合を中止するのはよいだろうと。若者の場合は、野球で言えばまだ二回や三回など、野球の試合が始まったばかりなので、中止するのはもったいないと考えられます。そこで、どちらかを選ばないといけないなら、まだ人生を享受していない若者たちの方を優先すべきだという、そういう発想です。心理学者のエリクソンが使う「ライフサイクル」という言い方を用いて、ライフサイクル論という言い方もします。[15] エリクソンだとライフサイクルを八つか九つの発達段階に分けていると思いますけれども、すでに七、八、九段階まで経験している人には遠慮してもらって、まだライフサイクルをほとんど享受していない人を優先しようという発想であります。

これは高齢者よりも若者を優先すべきという議論ですが、英国医師会が重視するような生存可能性の基準を超えて、若者を優先する倫理的な根拠を提供しています。仮に先ほどのDIVOC-19という架空の病気のように、若者の方が高齢者に比べて圧倒的に死ぬような病気が流行した場合、フェア・イニングス論では、若者はまだ人生を享受していないのだから、若者をなるべく優先すべきだという主張をすることになります。これはかなり論争になりうる議論ですが、公衆衛生倫理の分野では、まじめに議論されているテーマですので、紹介しておきたいと思います。[16]

■医療資源の公平な配分に関する具体的な勧告

トリアージや正義や公平に関するここまでの話を踏まえて、パンデミック下における公平な資源配分について、英米ではどういう議論がなされているかということを紹介したいと思います。ここで紹介するのは、二〇二〇年三月下旬に発表された、「COVID-19 発生時における希少な医療資源の公平な配分」というタイトルの論文で、米国のペンシルバニア大学で生命倫理学を研究しているエゼキエル・エマニュエルを筆頭著者とし、イギリス人やカナダ人の生命倫理学者も共著者に入っている有名な論文です。[17]

この論文のさわりだけ紹介しますと、医療資源の公平な配分に関する六つの勧告ということで、次のように論じています。第一に、パンデミックでは何よりも利益の最大化が重要である、と。これは、行為の結果を重視する功利主義だけでなく、人命のかけがえなさを主張する非‐功利主義的立場からも支持されると述べています。そして、すでに見た発想ですが、生存可能性を優先すると実質的に若者が優先されるのであり、他の患者のために呼吸器を外すことも正当化されるのだと明確に言っています。

第二に、医療従事者が使う感染防護具（ＰＰＥ）やＩＣＵのベッド、呼吸器などの資源は、最前線にいる医療従事者や、代替が困難な社会機能維持者（エッセンシャルワーカー）に優先的に与えられるべきだと言います。ただし、これはそれらの人々が社会的に高い価値を持つからではなくて、道具的価値に基づく判断なのだと言っています。たとえば医療従事者が感染してばたばた死んでいくと、助けられる命も助けられなくなるため、医療従事者は、有り体に言いますと、道具ないし手段として重要だから助けるべきだというわけであります。他のエッセンシャルワーカーについても同じです。とはいえ、この議論は往々にして濫用される傾向にあります。たとえば、いやいや、政治家も重要だろう、企業の社長や重役も重要だろうみたいなかたちで、濫用されるおそれがあるので、これは十分に注意すべきだということが言われています。もちろん私も、政治家のみなさんは重要だと思いますけれども、そのときに、では大学の教員は重要なのか、学長はどうだろうか、などなどの問題にもなりますので、道具的価値の議論は慎重に行う必要があると言えます。

三つ目に、同じような予後の場合は、平等を重視し、待機順ではなく、くじ引きなどの無作為による選択をすべきである、と。医学的に同じような状況の人がたくさんいて、そこから選ぶときには、くじ引きを使っても仕方ないだろうと言うことです。タイブレーカー（スポーツの試合などが終了した時点で同点の際に、勝ち負けを決める方法）として、くじ引きを使うのは認められるということです。待機順（先着順）というのも考えられますが、早い者順はしばしば不公平であって、状況によっては感染拡大や、けんかの恐れなどがあるので、くじ引きの方が望ましいと述べています[18]。この点は議論があるかと思いますけれども、こういう話をしています。

四つ目に、優先順位のガイドラインは介入の種類によって異なるべきであり、また、科学的エビデンスの変化によって変更すべきである、と。たとえば、ワクチンの優先順位は若者を優先するのではなく、感染可能性の高さや重症化のリスクの観点から、医療従事者、高齢者、基礎疾患を持つ者などが優先されるけれども、一方で、ＰＣＲ検査や抗原検査などは医療従事者や高齢者を優先するだけなく、現在どのぐらい市中感染が起きているかを調べるための調査（感染症の発生動向調査）にも一定数確保しておくべきであるといったことです。そして、先ほども述べましたように、ＩＣＵのベッドや人工呼吸器は予後予測のよい若者や、基礎疾患を持たない者を優先するということで、優先順位の決定は何を配るかによって変わるという、当然と言えば当然のことを言っています。

五つ目に、これはあまり重要な考慮ではないかもしれませんが、COVID-19 のワクチンや治療薬開発のための臨床試験に参加する人は、治療が必要になった場合に、いくらか優先されてしかるべきではないかということを言っています。

六つ目に、COVID-19 の患者と、それ以外の疾患の患者で、医療資源の配分に差をつけることは認められないと言っています。COVID-19 以外の患者もＩＣＵでの治療が必要になる場合があります。そこで、この勧告に従うなら、たとえばアレルギーのアナフィラキシーショックで人工呼吸器が必要な患者が医師である場合、二つ目の勧告にあったように医師であるがゆえに、医療者でない COVID-19 患者よりも呼吸器を優先されるべきだということになります。

以上の六つの勧告の中で提案されている配分の基準を大雑把にまとめますと、生存可能性（生きて退院できる可能性の高さ）、余命の長さ（退院したあとに予想される余命）、最前線の医療従事者、くじ引き、たとえば重症の人、若者などの「最も恵まれない者」など、これらの基準を考慮に入れて、優先順位を決めるべきだということになります。では、実際のところ、配分の基準をどうやって決めるのか、複数ある基準をどうやってガイドラインに実装したらよいのかという問題が出てきます。

ここで今回の講義の最初の方に述べた、ロールズが言っていたような手続的正義を重視するという発想が重要になります。上記の論文の中で、エマニュエルらは次のように言っています。医療資源の配分に関するガイドラインの作成においては、複数の価値基準を調停するための公平な意思決定プロセスが重要である、と。たとえば臨床医や患者、公務員などが入って透明性のある手続きを作る必要があるというわけです。意思決定に透明性が重要だというのは、前回、公衆衛生倫理の原則についてお話したときと同じです。

このような手続き、ないしプロセスを通じてガイドラインを作ることで、イタリアのように現場の医療従事者が意思決定に悩むことなく医療を行うことができるのではないか、ということです。また、現場の医療従事者たちがガイドラインに従うことができるように、トリアージのオフィサーを置くべきである、つまりどの患者を優先するかを決定する医療従事者と、実際に人工呼吸器をつけたり抜いたりする医療従事者というのは分けておいた方がよいということであります。これは医療従事者の責任や心理的負担の軽減にもつながるという発想であります。

というわけで、エマニュエルらのこの論文では、以上の六つの勧告に従って、医療資源の配分に関するガイドラインを作るべきだということが言われています。これは英米の議論ですので、日本ではどうするかという話をしなければいけないのですが、時間が迫ってきたので、その話は次回にしたいと思います。みなさんも、ぜひ考えてみていただければと思います。今回はこれで終わりにしたいと思います。

質疑応答

それでは、今回いただいたご質問に答えたいと思います。

「一時給付金の一〇万円が行き渡っていない人もいるので、平等ではありません」、「必要とする戸籍がない人とか、手続きができていない人のことが気になります」。私も最近知りましたが、〔講義が行われた二〇二〇年七月中旬時点で〕まだ九割の国民にしか配分されていないという話もありますし、あるいは戸籍の問題とか、外国籍の方、ホームレスの方、DV世帯でシェルターなどに一時避難している人にお金が配分されていないといった問題があるかと思います。つまり、詳しく見ると、そもそも平等ではないということもあるかと思います。こういう非常時には、社会的弱者の問題というのが非常に強く表出するので、それをどこまで行政側がフォローできるかということが重要だと思います。これはメディアもさらに声を出していくべきところかと思います。いずれにせよ、今回はこうした問題を通じて、平等と公平の違いについて、よく考えていただければと思います。

「世代を超えた平等観はないと思います」。これは難しい問題で、いったい世代を超えた平等って何だろうか。今日、環境問題もありますし、この一人一〇万円配るというのも十数兆円がかかっているわけで、これは国債を発行してやっているかと思いますが、将来世代、自分たちの子ども、あるいは、その次の世代に、それだけ借金をして人々にお金を渡すことが平等、あるいは公平と言えるのか、ということを考える必要もあります。いや、まだ存在していない将来世代の利益というのは考えなくてよいという議論も理論的にはあり得ると思います。こうした点も十分に議論する必要があると思います。

「トリアージはむしろ軽傷者優先で、重傷者を見捨てている、重傷すぎて手遅れという方を見捨てているのではないか」。これは実践的に非常に重要な問題で、災害時のトリアージにおいて、もう蘇生しても手遅れだという人や、即死という人には黒タグが付けられるわけですが、そうすると、病院に運んでももう手遅れだという人は、災害時のトリアージの発想では、病院にも送らないということになるわけです。このトリアージのルールを現場でどう運用するか、誰に黒タグをつけるかというのは、非常に悩ましいと考えられます。

ただ、災害時のトリアージには、やはり一人でも多くの負傷者を助けるという基本的な発想があるため、赤タグをつけるのは、すぐに病院に搬送して治療すれば救命ができる可能性があるという人たちになります。今回のパンデミックではどうでしょうか。この点が非常に重要で、たくさんのけが人が一度に出るような災害時と、今回のような、国全体、あるいは、県全体が緊急事態になるという場合では、どのように違うのか。また、次回も考えなければいけないのですが、災害時のトリアージだと、黄色の人というのは原則待てるわけですが、今回のような人工呼吸器をつけるかつけないかというのは、もう待てないところまで来ているときの判断であり、つけないということは基本的に死ぬことを意味することになります。そのときにどういう判断を行うべきかというので、非常に難しい倫理的問題です。[19]

また、誰がそのようなトリアージを行うのかというのも問題になりえます。いったい誰が選択し、実行するのか。現場の医療従事者が決定して、同じ医療従事者が実行するのか。それとも、先ほど言ったような、現場にトリアージのオフィサーを立てて、その人が決定して、それに現場の別の医療者が従うのか。さらに大きな問題として、都道府県全体で、ある種の意思決定を行う必要もあると思います。医療上の非常事態というのがいつ発生するのか、いつから非常事態として考えるのかを決める必要があるからです。これは次回詳しくご説明します。

「生きている状態で黒タグになるということはないということですね。助かる見込みはないけど、生きている限りは赤で対応するのかな」。これは、私は医療従事者ではないので専門的なことは言えませんけれども、基本的な発想は、生きている限りはというよりは、蘇生の見込みがあるかないかで赤か黒かが決まることになります。蘇生の見込みがあるかどうかということとなりますので、仮に生物学的な意味ではまだ生きていたとしても、すでに呼吸が止まっていて蘇生の可能性がないとすると黒タグということとなります。より詳しくは、東京都福祉保健局によるトリアージハンドブックなどをご覧ください。

「災害医療におけるトリアージについて、選択肢の四番に近いかもしれませんが、現実に大統領のような要人が搬送されたら最優先になるのではないでしょうか」。これは面白いところで、イギリスの首相のボリス・ジョンソンが新型コロナウイルスに感染して重症化して病院に送られたときには、NHSは他の重症患者と同じように扱うと宣言していました。本当にそうだったのかというのはその場にいないとわからないですが、また国によっても対応が違うかもしれませんけれども、基本的には誰が来ようと公平な仕方で扱うということが重要になるのではないかと思います。

「今回の場合だと、その患者さんの属性も考慮するのかも。つまり、Bが前途洋洋たる若者で、将来性が大きく広がっており、社会への貢献も期待されていて、Aは老人で持病を持っていて、余命も平時であっても限られていると考えられるような場合」。これは重要な指摘で、患者についてどこまでの情報を考慮に入れるべきかということがあります。たとえば、医療従事者が自分の家族だから優先的に助けようみたいなこと言ったら、みんな怒るのではないかと思います。医療従事者が身内を優先して治療するというのは不公平だろうと言うのではないかと思います。それと同様に、先ほどの政治家であるとか大統領である等々を考慮に入れるかどうかも公平と言えるかということを考えるべきですし、先ほど言ったような、フェア・イニングス論を採用すべきか、フェア（公平）という言葉がすでに入っていますけれども、フェア・イニングス論は本当にフェアなのかということも考えるべきかと思います。

「大きな企業で重要な仕事をしている六〇代と、身寄りのない、身内のない二〇代とかでも判断基準にされてしまいそうだ」。これも非常に重要な問題で、実際に発生したら、私としては非常に遺憾だと思います。医療というのは、元々のエートス（気風）ないし職業倫理として、善い人も悪い人も、金持ちもそうでない人も、平等に扱うという特徴があるかと思います。ですから、もしこういうことが起きたら非常に問題だと思いますし、こういうことが起きないように、あらかじめ診療のルール作りをしておくべきでしょうし、やはり透明な決定プロセスというのを確保しておく必要があると思います。実際にこういうことが起きると、医療に対する信頼というのが大きく揺らぐことになるのではないかと思います。

「公平性と合理性が頭の中でごっちゃになっています。生存可能性が高い方を優先させることが合理的な考え方、成果が出やすい方を選ぶ合理的な考え方ではなく、公平というのがよくわかっていないです」。重要なご指摘で、合理性というのをどう定義するかというのも難しい問題です。通常は生存可能性のような、純粋に医学的基準だと考えられる基準を用いて、限られた資源を有効利用してより多くの生命を助けることが合理的だと考えられていると思います。合理的で、それが公平だとも考えられているのではないかと思います。

ただ、今回のような事態で、生存可能性という基準で優先順位を決めると、圧倒的に多くの高齢者が人工呼吸器をつけられない、あるいは外されるということになった場合に、「いや、それは、もしかしたら合理的かもしれないけど、とても公平とは言えないのではないか」と言う人たちが、恐らく出てくるのではないかと思います。そのときにやはり問題になるのが、いったい公平とは何か、それをどうやって決めたらよいかということだと思います。先ほどの一人当たり一〇万円の給付金というのはかなり平等ですし、わかりやすい基準で、その意味ではよいところもあります。しかし、外出自粛要請などで大きな不利益を受けた人とそうでない人がいることを考えると、直観的には不公平のように思われます。しかし、改めて考えると、何が公平かというのは簡単には決まらない。ですので、何が公平であるかをどうやって決めたら一番よいのかということを考える必要があると思います。一つは、先ほど言いました、ロールズの無知のヴェールの発想です。もう一つは、エマニュエルの論文にもありましたように、たくさんのステークホルダーが入って、透明な仕方で決定するという必要があるのではないかと思います。

「医療従事者として働いています。当院では院内の心肺停止状況において、医療者が感染防護服を着ている間に対応が数分遅れるのは致し方ないとするかどうか議論があります。先生はどう思われますか」。

これも非常に重要な問題だと思います。一つの考え方としましては、医療従事者が感染して倒れてしまったら元も子もないということを考えますと、医療従事者が防護服を着るために数分の時間の遅れが出ることによって、場合によっては手遅れになる患者がいたとしても、やはり万全の準備をして医療に取り組むべきだと言えるのではないかと思います。もう少し難しい問題は、先ほどもありましたように、医療従事者が倒れたときに治療の優先順位をどうするかです。今回、国によって違いますけれども、感染者の一割ぐらいが医療者だという国もあると思います。医療従事者が倒れたときに、優先的に人工呼吸器等をつけるかどうかという問題があると思います。この点もしっかり議論しておかないと、不公平だという批判も出るでしょうし、いやいや、医療従事者は感染のリスクを犯してまで患者を見ているのだから、優先的に治療をすることが公平ではないかという主張もあろうかと思います。ここも議論が必要なところです。

「臓器移植の際の順位付けはある程度社会的に認知されていると思いますが、比較的参考になるのかな」。

これも重要な指摘です。臓器移植の優先順位というのはかなりしっかりと定められています。これは基本的にはドナーとレシピエントの血液型やサイズなどの適合性や移植を受けない場合の余命のような緊急性といった医学的な基準を点数化して優先順位を付けるのですが、それだけではなくて、待機順という基準も含まれています。ですので、早く移植しないと死ぬというだけではなくて、同じような緊急性を持つ人たちの中で横並びになった場合は、長く待機している人を優先していると思います。その他にもいろいろな基準があります。たとえば、腎臓の場合は未成年者の場合に加点して優先順位を上げるとか、ドナーが親族への優先提供を望んでいる場合には親族への移植を優先するなどです。[20] 日本でも少しずつ順位を決める点数の付け方が変わってきていると思いますけれども、臓器移植の優先順位は参考になるとともに、臓器移植においても何が公平かということをしっかり議論する必要があるところだと思います。

「生きることの順位づけをすることは、死刑制度などにも通じる倫理だと思います。裁判官の苦悩を医療従事者が引き受けることに近い」、「死刑のとき誰がボタンを押したかわからないようになっているというの思い出した。ブラックボックスは最終的に人が守られるためにあるのだよね」。そのとおりで、人工呼吸器を外して他の人につけるといったような行為は、裁判官や死刑の執行をする刑務官などと同様に、大きな心理的負担があるかと思います。現在、「モラル・ディストレス」という、道徳的な苦悩あるいは倫理的な苦悩という言葉が、たとえばスペイン、イタリア、アメリカ等でも問題になっているところです。このような道徳的な苦悩をどうやって防げるのか、あるいは、どうやって緩和できるのかということが議論されているところです。現在、医療従事者の方は世界中で大変な思いをしているのではないかと思います。自分は医療従事者ではないので知らないとか、医療従事者が勝手に決めたらいいだろうと丸投げをせずに、市民も政府も議論することで、医療従事者の負担が少しでも減るとよいのではないかと思います。

「トリアージオフィサーへのヘイトがすさまじいことになりそう」、「トリアージオフィサーを設置するとしたらどういう人を選べばいいのだろう」、「AIがすごく賢くなったら、AIにオフィサーを任せてもみなさんはOKだろうか」。こうしたことも議論すべきだと思います。トリアージオフィサーは誰がなるべきか。これは通常は医療従事者が担っている役割だと思いますが、もし委員会を作るのであれば、第三者的な市民も入るべきだと思います。こうしたトリアージというのは、欧米諸国を始め、いろいろなところで提案されたり行われていたりしていますから、そういった先行事例を参考にして、日本でも考えるべきかと思います。ご指摘のようにヘイトのようなことにならないように、市民も病院もそういう人や委員会を守るべきだと思います。優先的に治療を受ける人を公平に決めるためにやっていて、透明性を持った仕方で決めているのであれば、彼らを責めるというのはおかしいだろうと思います。

「コロナよりももっと毒性が強く、人類存続の危機が問題となるケースでは、生存可能性よりも次世代を残すために生殖能力の高さに応じて優先することも是とされるのではないでしょうか」。このような基準もありうるかと思いますが、各人の生殖能力の高さというのをどうやって判断できるのかという問題があると思いますので、実際にできるかどうかは私にはわかりませんけれども、感染症の性質によっては、単に生存可能性だけが基準ではなくなる可能性は大いにあると思います。

「公平性を担保しようとすると複雑な判断が必要になるため、基準を設けるにしても時間がかかります。緊急時は公平でなかったとしても、平等であることを優先せざるを得ないケースはあるとも考えますが、スピードが求められる中でどこまで公平性を求めるかということも、また難しい問題ですね」。これは本当に重要なご指摘です。まず、こういう事態になることを想定して、なるべく先に決めておくということが重要です。二〇〇九年の新型インフルエンザの前後から、WHOのイニシアティブもあって、アメリカなどでは州レベルで以前からこうした場合のルールが作ってあったということがありますが、危機が起こる前に準備をしておくというのが重要です。さらに、実際に判断をしないといけない段になって、患者に関する情報が乏しい状況では複雑な判断は時間がかかってできないということもあるかもしれません。高齢者の中にも健康な人もいれば持病をたくさん持っている人もいるし、若い人でもそうです。そのときに、疾患の数だとか、生存可能性を正確に判断するというのが、理想的にはよいと思いますが、それがかなわない場合には、生存可能性の代理指標として年齢のみを用いるというようなこともあり得るのではないかと思います。つまりトリアージのルールというのも、状況あるいは切迫性によっては、二つ三つの基準を作っておく必要があるかもしれないということまで考える必要があると思います。この点は次回もう少しお話しようと思います。

「脳死した場合の臓器提供の意思表示カードのような、トリアージ時の意思表示カードのようなものが有効になる可能性はありますか」。これはいわゆる事前指示、アドバンス・ディレクティブとか、リビングウィルのような考え方で、現在、実際にメディア上でも議論されていますね。意識がなくなって意思表示ができなくなる前に、どういう医療を受けたいかについて自己決定しておくというのは私は非常に重要だと思っています。今回のパンデミックが始まる前から、人生会議とかアドバンス・ケア・プランニング（ACP）という言葉が使われていましたけれども、高齢者であるかないかにかかわらず、どういう場合であれば人工呼吸器をつけたいか、またどこまで積極的な治療をしてほしいかといったことを事前に意思決定しておくというのはみんなが早い目にやっておくべきことではないかと私は思っています。とくに今回のCOVID-19の場合は、志村けんさんが急死したようなこともありましたけれども、あっという間に状態が悪化して意識がなくなって死んでしまうという可能性がありますので、終末期を迎えた場合にどうしたいかというのは、やはり重要だと私自身は思っております。これもまた次回もう少し説明しようと思います。

これで最後になります。「トリアージで人工呼吸器の対象者から外れても、丁寧に扱ってもらえたら割と納得できると思うけど、対象から外れたらぞんざいな扱いになりそうで、それが怖いです」。これも重要なご指摘です。海外のトリアージのガイドライン、また、日本で提案されているガイドライン等でも、仮に人工呼吸器をつけることを見送る場合でも、緩和ケア等々の十分なケアというのはちゃんと行われるべきであるということが書かれているところであります。これは非常に重要な問題で、トリアージで優先されなかった場合にどういうケアを提供するかということも、しっかり議論しておく必要があると思います。

時間になりましたので、今日はこれで終わりにしたいと思います。まだもう少しご質問が残っていますが、できれば次回の講義の最初にお答えしたいと思います。それでは、また次回お会いできればと思います。みなさんお元気で。

第四講　外出規制　自粛か強制か

2020年7月26日

それでは四回目の講義を行いたいと思います。本日は二〇二〇年七月二六日でありますが、四連休の最終日の午前中に私の講義を聞いてくれているのは、現在も外出自粛期間中の東京都民のみなさんだけではないかと思います。[1] 私自身は早めに都民のみなさんに代わってＧｏ Ｔｏトラベルを使って滋賀県の方に行ってきましたけれども、実際はこの講義の内容をどうしようかとずっと考えていて、なかなか旅行を楽しむどころではありませんでした。結局、今日まで準備に苦しんでいたので、大してよい連休ではありませんでしたが、本日の講義が終わったら一息つきたいと思います。

では、本日の講義の概要です。自粛か強制かというのが本日のテーマですが、先に前回の続きで、人工呼吸器を誰に配分するかという話から始めたいと思います。

■平等と公平の違い（復習）

前回の内容を少し振り返ってみたいのですが、平等と公平の違いがまだわからないというコメントがありました。そこでもう一度、両者の区別について明確にしておきたいと思います。平等にはいろいろな意味があって、平等主義といったときには、ある財を人数で割ることと捉えるときもあれば、それぞれの人を道徳的人格というか対等な人として扱うこと、というような理解をするときもあるかと思います。

ある財を人数で割るというのは、私が子どもの算数の宿題を見ていますと、たとえば「一五本の鉛筆を五人に同じ数ずつ分けると一人分は何本になりますか」というわり算の計算があります。こういうものが財を人数で割る発想ですね。ただ、このような計算ばかりやっているから、平等は理解できても公平は理解できないのではないかという気もして、もう少し小学校でも公平とは何かということ教えたらよいのではないかと思います。たとえば「一五本の鉛筆を五人で公平に分けたい場合、どういう考慮が重要でしょうか」というような問題です。いろいろな答えが出てくると思いますが。

財を人数で割るという平等の発想では困るときがあり、それはたとえば財が分割できないものである場合です。お金はどんどん分けていくことができますが、限られた数のＩＣＵのベッドや人工呼吸器をどんどん半分に分けて使うということはできないわけです。そこで公平な分け方が問題になります。ここで言う公平というのは分配における正義のことであります。正義や公平を定義するのは難しいのですが、形式的な正義の定義としましては、「各人に然るべきものを与える」という理解があります。この「然るべきもの」というのをどう定式化するかは、これまた非常に難しい問題であります。いったい何を基準にして財を配れば然るべきものが配られたことになるかというのは、言い換えると正義の実質的な基準をどのように定めるかという問題です。具体的な状況でこの問題に答えることが、分配における正義を考えるうえで一番大変な作業になります。

■手続的正義（復習）

そのさいの一つの考え方としては、前回も言いましたように、何に応じて配るのがよいかについてはなかなか合意が取れないから、手続きを公平にすることによって、配分結果の公平さを確保しようという発想があります。最も典型的なのは、前回も少し言いましたくじ引きです。くじ引きというと、うまく伝わらないかもしれませんけれども、たとえば「あみだくじ」とか「じゃんけん」というのがあります。私の子どもに自宅で宿題をさせるときに、今日は算数からやろうと言うと、何で算数からやるのだとか、何でお父さんが決めるのだ、すごくおかしいと不平を言うわけですが、そういうときでも、あみだくじを作ってどの宿題からするかを自分で選ばせたうえで、最初にするのが算数の宿題ということになると、くじで決まったのであれば仕方がないということで、あんまり文句を言わないでやり始めるわけです。じゃんけんも同じだと思います。このように、公平な手続きを経て決まった場合にはそれを公正な結果として受け入れ、少なくとも文句は言わずに受け入れるという手続的正義の発想があるわけです。

これと似たような考え方として、裁判における三審制、地裁、高裁、最高裁という三審制だとか、あるいは民主主義的な多数決というのがあると思います。ただ、これらの手続きがいつでも公平な結果を生み出すかというと必ずしもそうではなくて、多数決がふさわしくないところ、あるいはじゃんけんで決めるのが適切でない場合もあるかと思います。ですから、具体的な状況に応じて、適切な決め方を考える必要があります。

前回の講義の最後に、エゼキエル・エマニュエルらによる論文を紹介しました。その最後にお話した医療資源の公平な分配に関するガイドラインの実装プロセスがまさにこういう手続的正義の話でありまして、複数の価値、すなわち最大救命とか医療従事者や若者を優先すべきだというようないくつかの実質的な正義の基準を調整するために、公平な意思決定プロセスが重要であるということです。そのためには、臨床医、患者、公務員などが参加する透明性の高い意思決定プロセスを作る必要があるということで、ここでも手続的な正義というのが強調されていたわけです。ですので、人々が何を公平な配分として受け入れるかについて考える際には、公平な手続きを整えるということが重要だと思います。

■医療資源の配分――日本ではどうすべきか

それで、前回は人工呼吸器の配分をどうするかという問題について海外の事例を中心にお話ししましたけれども、では日本ではこのようなトリアージについてどう考えるべきでしょうか。ここでみなさんに質問してみたいと思います。質問は、日本でも次の爆発的な感染拡大に備えて人工呼吸器のトリアージの議論をどうすべきか、というものです。選択肢の一番は「国や関連学会が率先してやるべき」、二番は「各病院がそれぞれ準備すべき」。三番は、「機材や人員を増やせばよいので、そもそもトリアージの議論をする必要はない」。四番が「わからない、その他」ということで、もしご意見がありましたら、チャット欄に記入していただければと思います。

［slido で投票を実施］

投票ありがとうございます。三〇六名ほどの方に投票いただいて、一番が八割弱で一番多いですね。二番が約一割。三番のトリアージの議論は必要ないというのが二パーセント。四番の「わからない、その他」が八パーセントとなっています。ご意見ありましたらチャット欄にお願いします。

日本でも感染の爆発的拡大に備えて人工呼吸器のトリアージの議論を … 306名

1. 国や関連会社が率先してやるべき
79%

2. 各病院がそれぞれ準備すべき
11%

3. 機材や人員を増やせばよいので、する必要はない
2%

4. わからない、その他（チャットにお願いします）
8%

■リスク管理と危機管理

さて、ここではとくに、三番の「機材や人員を増やせばよいので、トリアージの議論をする必要はない」という意見について考えてみたいと思っています。このような意見は、世間でも出ているのではないかと思います。政治家の方でもこういうことを言う人がいるのではないかと思います。この問題を考える際には、リスク管理と危機管理の区別について説明しておく必要があります。

これは次の回でも登場します井上達夫先生、つい最近東京大学の法学部を定年退職されました井上先生の文章ですが、リスク管理と危機管理は違うのだということをわかりやすく書かれております。引用を読んでみたいと思います。

リスク管理は、様々なリスク、すなわち予想される様々な損害の規模と確率を事前に査定し、それらを回避するための措置を講じるものである。これに対し、危機管理は、事前に査定された「リスク」への対処ではなく、事前の査定

を超えた「例外状況」としての「危機」への対処である。要するに、既存のリスク管理体制が破綻する例外的状況において、危機管理が必要となる。このような危機管理体制を用意せずに、厳重なリスク管理体制を敷いているから大丈夫と安心してしまうと、実際に危機が発生した場合、混乱した対応しかできず、損害を甚大化させてしまう。今般のコロナ危機への対策の遅れと混乱の根底にも、危機管理観念の欠損がある。リスク管理の思考枠組の下で危機管理を行おうとしており、甘いリスク査定を超えた危機的事態の発生の可能性を直視することを回避し続けているのである。[2]

と、このように書かれています。どういうことかと言いますと、リスク管理というのは事前の対策として、事故や災害のリスクを最小化して危機的状況が極力起きないようにするという、大雑把にはそういう試みです。それに対して、危機管理というのは事故や災害が実際に起きてしまったときに、被害を最小化するための試みを指すというわけです。このように、リスク管理と危機管理は性格が違う、と。そして、日本の政府は危機管理に対しての考えが甘いというのが井上先生の指摘であります。

私もこの点に関して井上先生に同意するところで、人工呼吸器のトリアージが必要にならないように、あらかじめ医療体制を拡充して医療が崩壊しないようにすることも大事ですが、それと同時に、起きるかもしれない危機的状況というのを想定して、それに備えた対策を立てることも重要なのではないかと思っております。こういう話は、地震や津波などの災害対策においてはかなり一般的になっていると思いますが、残念ながら今回のパンデミック対策においては、十分に理解されていない論点ではないかと思います。

■三つの医療水準――平時、緊急時、危機

次に紹介するのはアメリカの話になりますが、このような話は、日本学術会議に相当する米国科学アカデミーや、関連する医学系の学会等でもやっておりまして、COVID-19の流行によって医療スタッフや医療機器などの資源がどのぐらい逼迫しているかに応じて、三つの医療水準を考えなければいけないということを言っています。[3] 一つ目は平時の医療水準（conventional care）で、これは日常的な医療サービスを提供できるような状況において行われる医療の水準のことです。

二つ目が緊急時の医療水準（contingency care）で、これは大規模災害の発生時などに一時的に患者の増大が起きるようなときで、医療スタッフや設備・医薬品の需要が、供給を上回り始める場合です。緊急時の医療は、平時の医療にいくらか修正を行うことが必要ではありつつも、平時と機能的に等しい医療を提供することが目指されます。少しわかりにくいのですが、これはまだ危機的状況に陥っていない場合であって、患者が相当増えてきても、まだ何とかスタッフや機材をやり繰りすることで、通常の医療とほぼ同等の水準の医療を提供できるような状況ということです。

しかしさらに災害が大きくなると、第三の危機的状況の医療水準（crisis care）に達することがありえます。これは医療資源があまりにも枯渇して、平時と機能的に等しい医療を提供することがもはや不可能な場合です。この場合は、一人でも多くの人を救うために、スタッフや機材など大量に資源を使う医療の提供は中止する必要があり、結果的に医療水準は下がります。最後の手段としてＩＣＵのベッドや人工呼吸器のトリアージが必要になるのは、まさにこのような場合です。

たとえば米国の胸部疾患学会（CHEST）が出しているガイダンスも、基本的な発想は今説明したものと同じでありますが、より具体的に述べられています[4]。まず、平時の医療水準については、その病院のキャパシティの一二〇パーセントまでは通常の医療でいけるだろう、と。次に、緊急時の医療水準については、これはキャパシティの二〇〇パーセントまでは、たとえばハイケアユニット（ＨＣＵ）と呼ばれるような、ＩＣＵに準じた高度な医療を提供できる病床を、ＩＣＵと同等の機能を持たせることによって、何とか通常と同様の医療提供を行おうということになります。二〇〇パーセントまでは何とかなる、たとえば人工呼吸器を通常と同じ水準で提供できる、ということです。ただ、それを超えてしまって病院のキャパシティの二〇〇パーセントから三〇〇パーセントというところに達すると危機的な医療水準となり、ＩＣＵへの入室や人工呼吸器に関するトリアージを実施する必要がある、と述べられています。

この三つの医療水準の議論で問題なのは、これが大震災の場合のように一気に災害が来ると、今は緊急時のレベルだとか、もはや危機的な状況だという判断が比較的容易に行えると思いますが、今回のパンデミックのように患者の増大（サージ）が徐々に生じるものであると、今どのレベルの状況にあるのかというのが見えにくくなり、また誰がそれを判断するかといった問題も出てきます。つまり、地震のような非連続的な災害であれば平時と危機の区別がしやすいですが、感染者がだんだん増えてついには危機レベルになるという連続的なものの場合は、これが難しいということです。カエルがお風呂に入っていると風呂の温度をだんだん熱くしても逃げずにいつの間にか茹でガエルになって死んでしまうという話があります。私は試したことがないので真偽のほどは知りませんが、その話と同じで、だんだん熱くなってもう死ぬから逃げなさいというところを、誰が判断するのかというのがとても難しいように思われます。

■日本のトリアージの議論

医療水準に関するこういう議論は二〇〇〇年代に入ってからアメリカでは活発に議論されるようになっていますが、日本ではまだ低調のように思います。[5] それで私自身は、国や関連学会が率先してやるべきではないかと思っています。少なくとも、次に危機的状況が起きる前に話を詰めておく必要があるのではないかと思いますが、少しフットワークが重いのではないかと感じております。

そういうことを憂える人は他にもおりまして、生命・医療倫理研究会という有志のグループが、「COVID-19の感染爆発時における人工呼吸器の配分を判断するプロセスについての提言」というものを出しています。[6] これは日付が二〇二〇年三月三〇日ですから、最初の緊急事態宣言が出る前にすでに発表していて、非常にタイムリーだと当時思った記憶があります。この提言は、これを叩き台として使ってくださいということを冒頭で述べています。こういうものをしっかり検討したうえで、各病院も個々の病院の事情に応じた院内ガイドラインを作成すべきだと思いますが、やはり国あるいは学会等が標準的なガイドラインを出して、それを各病院が参考にするということが重要なのではないかと思います。医療資源の配分の問題は、一病院だけではなくて、地域全体の医療として取り組むということが重要だと思いますので、各病院だけではなくて、都道府県や国が音頭を取ってやるということが必要ではないかと思います。

ここまでのまとめです。COVID-19の患者が爆発的に増加した場合には、ＩＣＵのベッドや人工呼吸器などのトリアージが必要になる可能性があると考えられます。幸い日本ではまだそこまで深刻な事態は起きていないと言われています。たしかに新聞やテレビ報道などで、一部の地域では、トリアージが必要となる状況が起きていたのではないかという指摘もありましたけれども、イタリアなどの諸外国で起きたようなところまで大変な状況には至っていないかと思います。通常の生存可能性を重視するトリアージの発想だと、高齢者や糖尿病などの基礎疾患のある人たちが後回しになる可能性があり、率先して実施した病院が批判を受けることにもなりうるので、どういうルールがよいのかということをあらかじめ社会的に議論しておく必要があると思います。この点については、まだ世界的にも合意はないところだと思いますので、危機的状況に備えて、他国の議論も参考に公平なルール作りをする必要があるかと思います。

また、今回は言及できませんでしたけれども、これからワクチンが出来てきたときに、このワクチンの配分をどうするか。日本で公平な配分について議論するだけではなくて、ゲイツ財団のビル・ゲイツも言っていますように、世界全体でどうしたら公平な配分ができるかということも考える必要があるのではないかと思います。[7] これは倫理学ではグローバル・ジャスティスと呼ばれる領域の問題で、非常に難しい問題ですが、日本のことばかり考えていないで、国際的なこともわれわれは考える必要があるのではないかと思います。

医療資源の配分の話はひとまずこのぐらいにして、次に「自粛か強制か」という問題を扱います。みなさんご存知のように、日本では外出制限や休業要請に関して、特措法（新型インフルエンザ等対策特別措置法）に基づいて行われました。特措法にはまったく罰則がないわけではなくて、いくつか罰則のある規定もあるのですが、外出制限や休業要請に関しては罰則がなく、[8] その代わりに「自粛警察」と呼ばれたような市民による私的な制裁が行われるという現象が起きましたが、果たしてこれでよいのでしょうか。海外諸国のように罰則のあるロックダウンの方が望ましいかどうかということを議論する必要があると思います。今回、先ほども挙げました井上達夫先生の論考を中心に考えたいと思っています。実は、今朝の朝日新聞でも憲法の視点からこの問題を考えるという記事があって、興味深く読んでいたのですが[9]、憲法の話は私の専門ではないので、法学者の方に任せることにして、今回は倫理学的な視点から考えてみたいと思います。

■ロックダウン——ソフトとハード

さて、英米の議論では、ソフト・ロックダウン、ハード・ロックダウンという言葉がありますので、この言葉を使おうと思います。ハード・ロックとソフト・ロックというと、音楽のジャンルみたいに聞こえますけれど、ソフト・ロックダウンというのは、国による外出制限等に基本的に罰則がない場合で、日本やスウェーデンなどがこれだと言われます。スウェーデンについては、「ロックダウン・ライト」という表現もありましたけれども、五〇人以上の集会は禁じられているなど、すべてがすべて罰則なしというわけでもないのですが、次に見るハード・ロックダウンの国々と比べると、圧倒的に制限が緩いと言えます。

ハード・ロックダウンというのは、強制力のある形で外出制限や営業制限等を行うことであります。たとえばイングランドの規制について見ると、イングランドでは二〇二〇年三月末から次のような規制が行われました。まず、合理的な理由がなければ外出禁止。合理的な理由の例としましては、食料・医薬品の買い出し、一日一回の運動、治療の必要がある場合に病院に行く、緊急援助の提供や献血、自宅勤務できない場合の通勤、家族等の葬式出席、裁判所の出廷、保育所や被害者支援団体等へのアクセス、離婚家庭での子どもとの面会、あるいは必要な場合の引越しなどです。こういう理由があれば例外的に外出が認められますが、こういう理由がなければ外出禁止だということです。また、外出中も家族でなければ人から二メートルは離れていないといけない。また三人以上の集会は原則すべて禁止です。これには結婚式、洗礼なども含まれ、葬式のみが例外的にＯＫだということです。休業命令に関しましては、飲食店は原則禁止で、ただし配達やテイクアウェイ（テイクアウト）はＯＫ。映画館・図書館・教会などもダメ。衣服・電気屋さん、散髪屋・美容院などの「不可欠でない」商品やサービスを販売・提供している店も休業です。ボーリング場やゲームセンターなどの屋内・屋外レジャー施設もダメ。公園内の遊び場やコートもテニスコートなんかもダメ。ホテル・Ｂ＆Ｂ・キャンプ施設などは、エッセンシャルワーカーやホームレスに住居を提供している場合以外はダメ。逆に休業しなくてよい業種としましては、スーパー、薬局、ガソリンスタンド、郵便局、電気ガスの修繕工などです。

これらの命令に違反した場合、罰則として警察が六〇ポンド（一ポンドが一五〇円とすると約九〇〇〇円）の罰金を課すことができます。これには割引があって、一四日以内に支払えば三〇ポンドになります。しかし、二度目以降の罰金は一二〇ポンドというように、倍々になります。また、休業命令に従わない場合は罰金か閉店です。[10]

イギリスでは公共交通機関を利用する際のマスク着用の義務化というのも二〇二〇年六月から始まりまして、公共交通機関においてはマスクをつけていないと罰金一〇〇ポンドを取られます。これも一四日以内に支払えばやはり五〇ポンドになります。七月には店に入ったときのマスクの使用というのも義務化されました。本当にみんながやっているかというのは疑問があるところですが、こういう形で罰則付きの制限がなされたわけです。[11]

■日本における行動制限

日本の特措法に基づく緊急事態は、さきほど述べましたソフト・ロックダウン、ほとんど罰則のない行動制限です。通常は、とにかく買い物や通勤、通院以外は家から出なければいいのでしょうぐらいにしか考えないと思いますし、私も考えていなかったのですが、詳細はＮＨＫのサイト等を見ればわかるところでありますが、外出制限は努力義務、休業要請もあくまで「要請」にとどまっています。[12]それでも、外出自粛や休業要請による感染拡大防止効果が緊急事態宣言に関してはあったと考えられています。[13]これに対しては別の見解もあるかもしれませんけれども、この点については疫学や統計を専門にする方に任す必要があるかなと思います。

ただ、その一方で、外出自粛や休業要請の負の側面というのもいろいろありました。たとえばいわゆる自粛警察です。自粛警察と揶揄されたのは、休業要請が出ているのに営業を続けている店について、市民が当局に電話して、あそこまだ店を開けてますよみたいな報告をするとか、あるいは直接その店の扉に脅迫めいた貼り紙を貼るだとか、市民のそういった行動です。また、県外ナンバーの車に貼り紙や投石など、嫌がらせをするということもあったかと思います。さらに、大学生のクラスターが発生したときに大学に電話して非難するという話や、また医療者やその家族などに対する差別のようなことも起きていたかと思います。また、地方自治体が休業要請に応じないパチンコ店の店名公表をすることで要請に従わせようとしたことも問題になりました。店名公表自体は特措法の条文に従った措置であり、市民による自粛警察の例ではありませんが、パチンコ店を狙い打ちすることの是非や、店名公表という手段の適切性などが議論になったかと思います。

■ 違反者に罰則を課すべきか

そういうことがあったので、外出制限や休業要請にもっとしっかりした強制力を持たせるべきなのではないかという議論が出てきたことを、みなさん覚えているかと思います。私は心のバランスを取るために産経新聞と朝日新聞を購読していますが、たとえば産経新聞が二〇二〇年五月に行った四七都道府県の知事のアンケートでは、「強制力を持って行えるよう法改正が必要か」という質問に対して必要と答えた知事が二〇名いました。[14] 朝日新聞が六月に行った同様のアンケートでも、「特措法の改正は必要か」という問いに必要だと答えた知事が三四名で、具体的な改正内容として、補償規程が二六名、罰則規定が二五名いました。[15]

ということで、現在、特措法を改正して、外出制限や休業要請に対して一定の強制力を持たせるべきではないかという議論がありますが、みなさんはどのように思いますでしょうか。

質問は、「日本のソフト・ロックダウンについて、どう思いますか」というものです。みなさん、ぜひ投票してみてください。一番は「強制力がないのはおかしい。罰則が伴うべきである」、二番が「感染症の封じ込めができている限りは問題ないのではないか」、三番が「わからない。その他」ということです。

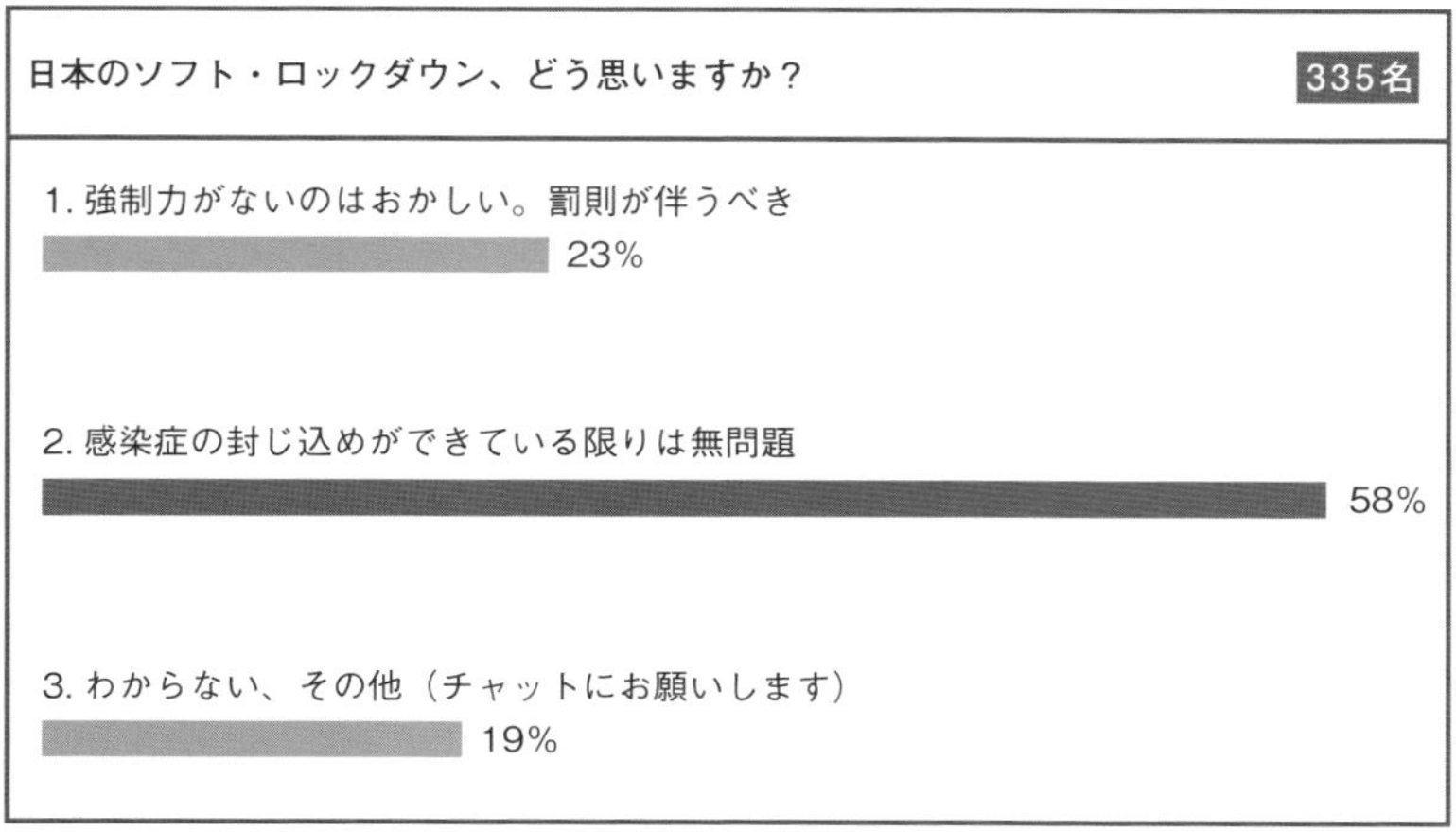
日本のソフト・ロックダウン、どう思いますか？
335名
1. 強制力がないのはおかしい。罰則が伴うべき
23%
2. 感染症の封じ込めができている限りは無問題
58%
3. わからない、その他（チャットにお願いします）
19%

何かご意見ありましたらチャット欄にお願いできればと思います。みなさん、どのように思いますでしょうか。

［slido で投票を実施］

投票ありがとうございます。三三五名ほどが投票してくださっていて、二割強の方が一番、六割弱の方が二番、残りの二割弱の方が三番となっています。それでは少しこの問題について考えてみたいと思います。

前回の講義でも少しお名前が出てきました法哲学の井上達夫先生ですが、『法と哲学』という信山社から出ている雑誌の巻頭言で、この問題を扱っています。「コロナ・ラプソディ」と題されたこの巻頭言は非常に考えさせられるものなので、ぜひお買い求めいただき読んでもらえたらと思います。利害関係を申しますと、私もこの雑誌の編集委員に入っていますが、私自身にはこの本が売れてもお金は一円も入ってきませんので、ご安心して買っていただければと思います。井上先生はとにかくたくさんお書きになる方で、巻頭言を二万

字ぐらい書きますと言っていたので、私が所属している京都大学の文学部だと卒業論文相当の文字数になるわけで、巻頭言をそんなに書かれるとはすごいなと思っていたのですが、のちに井上先生から編集委員に連絡があり、実際に書いたら四万字になりましたと言われていて、それだと卒業論文相当を超えて修士論文相当の字数の巻頭言ということになり、ますますすごいなと思いました。今からその四万字の内容をスライド六枚ほどで全部ご紹介します、というわけにはいきませんが、関連する部分だけ簡単に紹介したいと思っています。

■井上達夫氏のソフト・ロックダウン反対論

井上先生の主張はこういう内容です。「特措法の下では、政府・自治体は移動制限や営業制限に関して、罰則も伴う法的強制力のある規制ができない建前になっており、それに代えて「要請」という名の「お願い」や、「指示」という名の「お説教」で同調圧力を人々にかける。特措法が、移動・営業等に関して政府・自治体に授権している要請や指示は、インフォーマルな事実上の圧力を加える行為にすぎず、法的強制力のある規制ではない」。そして、このような法的強制力を持たせずに「インフォーマルな事実上の圧力を加える」という規制のあり方は、「正統性のある公権力と、正統性なきインフォーマルな権力＝事実上の政治的・社会的圧力を峻別することにより、正統な公権力を創出する」という法の支配の考え方に反していると。[16]

井上先生がソフト・ロックダウンよりもハード・ロックダウンを支持していることは、コロナ・ラプソディーという、ハード・ロックバンドのクイーンを意識したタイトルからもわかるのではないかと私は勝手に思っていますが、いずれにせよ、この法の支配という考え方の下では、恣意性の大きい私的制裁のような社会的圧力と、正当な手続を経た上での罰則を伴う公権力をきちんと区別しなければいけないということで、規制をするならハード・ロックダウンにするべきだと考えられているのだと思います。

一方、井上先生は、ソフト・ロックダウン擁護論によれば、緊急事態宣言下、政府が要請や指示を超えた法的強制力のある規制を行えるようになると、その規制が濫用されかねないだろう、法的強制力を持たせることは危険だから今のままがよい、とされます。そして、罰則よりもむしろ、休業補償等の経済的支援によるポジティヴ・インセンティヴ、最近ナッジという言葉もありますが、こういうインセンティブを提供し、それと同時に「日本人の同調圧力追従性」というものをうまく利用した方がよいのだ、と。

このような擁護論に対して、井上先生は四つの批判を提示しています。まず、国家権力の監視は国会や国民の役割だということです。なるほど国家権力が法的強制力を用いると権力を濫用する恐れがあるというのはそのとおりだが、そのような濫用を抑止するために「国会、司法、メディア、そして究極的には国民自身が政府を監視し統制するという立憲民主国家のシステムが存在する」のだから、濫用が起きるからといって必要な規制を作らないというのは本末転倒だと批判しています。そのような発想は「政府を監視・統制すべき国会、司法、メディア、そして国民自身の怠慢」に他ならないと、強いお叱りの言葉を述べています[17]。

次に、同調圧力の方が濫用の可能性があるということを言っています。「法的強制力のある規制ではなく、事実上の同調圧力に頼る方が、無責任な権力の濫用を招きやすいのである。「要請」や「指示」という事実上の同調圧力は、法的強制力がないことがまさに口実とされて厳格な法的統制を免れ、恣意化しやすい」と。[18] 一部の人々は法的強制力のある市民の行動制限が濫用されることを恐れているものの、井上先生に言わせると、現時点の同調圧力に頼る方が政府が権力を恣意的に使う可能性が大きい。つまり、強制力のある規制は厳格に作成され運用されうるが、そうでない規制だと統制が甘くなり恣意的に運用される恐れがある、ということです。

第三に、ソフト・ロックダウンは損失補償回避のための便法になっていると。井上先生は次のような議論をしています。特措法は憲法二九条三項の「私有財産は正当な補償の下に、これを公共のために用ひることができる」との定めをないがしろにしている。というのは、「『正当な損失補償への権利』を休業等で経済的打撃を受けた人々に認めた上で、財政制約から補償額の割引や分納を求めることと、「正当な損失補償への権利」を否定して、政府の「恩恵」として涙金の支援金を彼らに配ることとの間には決定的な差がある」からだと言っています。[19] つまり、私の言葉で言うと、特措法の自粛要請に法的強制力がないことが正当な損失補償をしない言い逃れに使われているということです。これは憲法解釈の話なので、ここでは立ち入りませんが、関心のある方はご自身で調べてもらえたらと思います。[20]

四つ目に、社会的専制への転化。これも面白い指摘で、とくに今回の同調圧力や自粛警察の問題と関連する論点です。ソフト・ロックダウンは「日本人の同調圧力追従性」を上手に利用しているという議論は、井上先生に言わせると、「赤信号、みんなで渡れば怖くない」という、これはビートたけしのジョークだったと思いますけれども、「集団的逸脱行動への同調にも容易に転じる」という点を見逃しているだけで

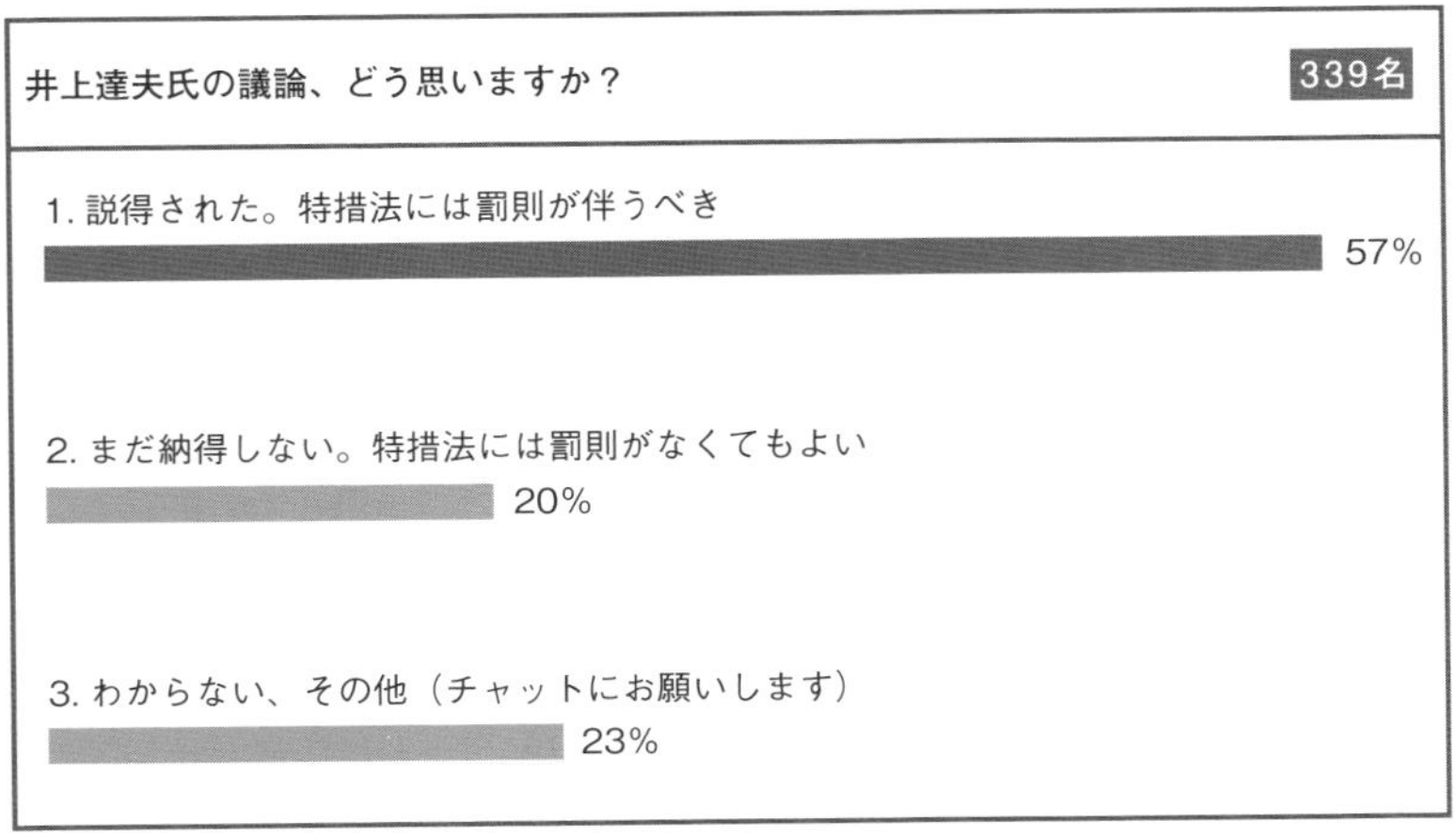
井上達夫氏の議論、どう思いますか？
339名
1. 説得された。特措法には罰則が伴うべき
57%
2. まだ納得しない。特措法には罰則がなくてもよい
20%
3. わからない、その他（チャットにお願いします）
23%

なく、「異端分子とみなされた者を国家ではなく民衆が差別迫害する「社会的専制」をも、協調的同調はもたらしうる」ものです。その例として井上先生が挙げているのは、感染リスクが高いとみなされた医療・輸送などの職業従事者とその家族に対する「コロナ差別」や、SNSでの「コロナ被疑者」の密告デマを流す行為であり、さらに最近の現象として、「自分が勝手に非協力者のレッテルを貼った人々に対して、さまざまないやがらせを行う「自粛警察」と名付けられる人々の行動が広がりつつある。これなどは戦争非協力者とみなされた人々を「非国民」として迫害した「隣組」や「自警団」さながらである」と論じています。[21]

ここまでの井上先生による日本のソフト・ロックダウン批判、みなさんはどのように思いますでしょうか。ここで質問してみたいと思います。先ほどはだいたい二割強の方がハード・ロックダウン賛成、六割弱の方が法的強制は必要ないのではないか、そして残りの約二割の方がわからないと答えていましたけれども、ここまでの話を聞いて意見は変わりましたでしょうか。井上達夫氏の議論、みなさん、どう思いますか。以下の選択肢から選んでいただければと思います。一番、説得された。特措法には罰則が伴うべきだ。二番、まだ納得しない。特措法には罰則はなくてもよい。三番、わからない、その他。これはチャット欄にご意見をお願いできればと思います。これは匿名ですのでみなさん、何番を選んでも井上先生にはばれませんので、安心して投票していただければと思います。それではよろしくお願いします。

［slido で投票を実施］

すごいですね。三三九名が投票して井上先生の議論に納得したという方が、五七パーセントで六割弱になっています。二番のまだ納得しないというのがちょうど二割。そして、三番のわからないというのが二割強となっております。ご意見ありましたら、ぜひチャット欄にお願いします。

■同調圧力とは何か

井上先生のソフト・ロックダウン反対論に対する私の意見ですが、かなり説得力があると思いますけれども、気になる点が四つほどあります[22]。まず一つ目から簡単に説明したいと思います。そもそも同調圧力って何かということが気になるところであります。私は同調圧力について専門的に研究しているわけではありませんが、この言葉はもともとは心理学や社会学で用いられるピア・プレッシャー（peer pressure）、つまりピアグループ（仲間の集団）が持つ規範が集団内の個人に及ぼす心理的圧力の訳語ではないかと思います。[23] ファッションだとか飲酒や喫煙、性行動などに関して若者が周りの友人に大きな影響ないし心理的圧力を受けるといった話です。ただ、最近は同調圧力という言葉がかなり多用されて、あるいは濫用されているのではないかという気がしています。とくに、井上先生が言われる、特措法という法律が用いる「事実上の同調圧力」というのはどういうものなのか。ピアグループ内の心理的圧力という文脈から拡がって、国あるいは市民がある種の心理的圧力を用いているということかと思いますが、この同調圧力はいったいどういうメカニズムで作用するのかということをよく考える必要があると思います。たしかに特措法による外出自粛要請などは、法の罰則ではない形で市民の行動に影響を与えているわけですが、人々が政府から要請されたから行動を変えているのか、あるいは周りの人々の白い目を恐れて行動を変えているのか、はっきりしないように思います。法による罰則でなければすべて同調圧力という言葉でまとめられる現象なのか、ということを考える必要があるかと思います。同調行動とか同調圧力というのは昔から心理学等で言われているものですが、この概念や用法についてさらなる研究が必要なのではないかと思います。

■ハード・ロックダウンなら同調圧力はなくなるか

次に、法的な罰則があればここで言う同調圧力はなくなるのかという、私としては非常に興味深い問題があります。仮に特措法が最初から法的強制力を持っていたなら、自粛警察のような、井上先生が「社会的専制」と指摘したような事態が起こらなかったのかどうかが問題になると思います。私は隣組とか戦前戦中のことはよく調べていないので他の先生に任せたいと思いますが、法律があっても同調圧力的なものは生じる可能性があるということも考える必要があると思います。

考えてみますと、コロナ差別というのは世界各地で見られています。日本の報道でも一部報道されていると思いますが、たとえばイギリスにおいても県外ナンバーではないのですが、都市部から地方の別荘に来る人やその車に対する嫌がらせがあったことが報道されていました。英語ではビジランテ（Vigilante,自警団）と呼ばれるようなこうした市民の行動は、外出制限に法的強制力があった国や地域でも存在したと思います。もちろん程度の差があるかもしれませんけれども、こういった点も検討する必要があるかと思います。ですので、私の主張としましては、「法的強制力か同調圧力か」という二択で考えるのではなくて、法的強制力をかけたとしてもありうる市民間の同調圧力をどう抑制するかということを考える必要があります。

ミルの「多数派の専制」

この文脈で重要なのがJ・S・ミルの主張です。第一講で説明しましたように、ミルは有名な他者危害原則の話を『自由論』で行っていますが、そもそも何でこういう話をミルがしたのかというと、ミルは現代の民主主義国家においては、国による圧政だけでなくて、「多数派の専制」というのが問題になると考えました。ミルは一九世紀の半ばの英国社会において、多数派の専制が問題になり始めていると指摘し、次のように述べました。

専制はすべてそうだが、多数派の専制も当初、国家権力という手段を使って個人を抑圧するものとして恐れられていたし、いまでも一般にはそうだ。だが、思慮深い人たちの見方は違う。社会そのものが専制的になり、社会がその一員である個人を抑圧する際には、抑圧の手段は国家権力を担う官吏の行動だけに限られているわけではない。社会は自らの決定を実行できるし、実際にも実行している。その決定が正しくなく、間違っているか、社会がそもそも干渉すべきではない事項に関する決定である場合には、社会による抑圧は通常、政治権力による抑圧よりはるかに恐ろしいものになる。政治的な抑圧ほど厳しい刑罰を使うわけではないが、はるかに深く生活の細部にまで目を光らせ、人の心まで支配するので、抑圧から逃れる余地がはるかに小さくなるからである。このため、当局の抑圧に対して予防策を講じるだけでは不十分であり、多数派の意見と感情による抑圧に対しても予防策を講じる必要がある。（中略）集団としての社会が個人の独立に干渉するのが適切だと言える範囲には限度があるのであり、この限度を明確にし、限度を超える干渉が行われないようにする事は、政治的専制に対する保護と変わらないほど、人々が幸せに生活していく上で必要不可欠である。[24]

このように、多数派の専制ないし世論の専制というのは、恐ろしいほどわれわれの生活のすみずみにまで及んでいるため、当局すなわち国の抑圧に対して予防策を講じるだけでは不十分であり、多数派の意見や感情による抑圧に対しても予防策を講じる必要があるのだということをミルは述べています。ミルがこれを書いたのは一九世紀半ばでしたが、二一世紀の現在の文脈で言えば、多数派の専制はインターネットやソーシャルメディアとの関連で考える必要があると思います。これらのおかげで、人々は必ずしも多数派でなくても他の人々に大きな力を行使できる時代ではないかと思います。たとえば今、日本で問題になっていますネット中傷の問題というのが一つあると思いますし、プライバシーの侵害も起きているかと思います。これらは必ずしも多数派によるものとは限りませんが、人々の思想や行動を抑圧するものとして、各国で議論になっている問題であります。さらに、日本ではあまりまだ議論になっておりませんけれども、キャンセルカルチャーということも海外で問題になっています。これは有名人や政治家が何かを言ったときに、あるいは日本だとたとえば誰か有名人が不倫したという報道があったときに、その人に関わるすべてのものがキャンセルされる。たとえばコマーシャルに出られなくなるだとか映画がキャンセルされる等々という形で、ボイコットやバッシングが非常に強く起きる。そのため、この反応を恐れて海外では人々の言論の自由が損なわれているという懸念が出されています。

こういったことが起きるので、市民による市民の抑圧ということに対して十分な予防策を講じる必要があるのではないか、とミルは言うのです。ただ、ミルが多数者の専制を恐れる一方で、言論の自由を強く擁護していたことも忘れるべきではありません。ミルは他者危害原則の範囲内で、言論と行動の自由をわれわれは最大限尊重しないといけないと考えていました。ですので、ソーシャルメディアというのはまさに言論空間としても非常に重要でありますから、言論の自由と多数派の専制に対する予防策のバランスを取る必要があると思います。長くなりましたが、ここまでが法的強制力があってもなくても発生すると思われる同調圧力をコントロールする必要があるという私の指摘になります。

■法的強制のマイナス面

井上先生のソフト・ロックダウン批判に対する私の第三の論点に行きますが、ソフトではなくハードの路線で行く場合、法的強制を行うことに伴うマイナス面の考慮も必要かと思います。市民の外出制限に法的強制力が伴う場合、警察と市民のあつれきが強まる可能性があります。ソフト・ロックダウン路線をとった日本ではこれまでほとんど起きていないと思いますが、ハード・ロックダウン路線を取った諸外国では、外出禁止令に反した者が罰金を課されるだけでなく、ひどい場合にはスタンガンで脅されたり、さらにはいわゆる発展途上国と呼ばれる国で起きることが多かったですが、射殺されたりするという事例もあったかと思います。[25]

先ほど罰則規定について紹介したイギリスでも、二〇二〇年三月末から五月末までの間に実際に科された罰金がイングランドとウェールズだけで一万七〇〇〇件に上りましたが、これだけやれば警察と市民の間に不信感が生まれるのは目に見えているかと思います。[26] 法的強制力を持つ外出規制を作ればそれを徹底するために市民と警察との仲が悪くなることはあれど良くなることはないと思いますので、法的強制に伴うマイナス面をいろいろ考える必要があると思います。ですので、もしも仮に法的強制力がなく要請だけでも感染拡大防止という目的が達成できるなら、私は強制力がないほうがよいのではないかと思っています。

■法的強制を正当化する根拠

最後の論点ですが、そもそも罰則つきで外出制限や営業制限をするには相当の理由が必要だろうと思います。これは第一講や第二講の公衆衛生的介入の正当化の議論に戻ってくるところです。たとえば、次のようなことを言う人、「補償なんて要らないから、とにかく外出させてくれ」とか、「自分の店をとにかく開きたい」という人に対して、いったいどのような正当化根拠を示すことができるのか。言い換えますと、なぜ罰則つきの規制を用いて個人の自由を制限することが倫理的に許されるのかという点をよく考える必要があります。そのためには、全体の利益のためにあなたの自由を制限しますと言える場合の条件をしっかり明確化して、また目的達成のために規制が必要最小限のものであることの根拠を示す必要があるかと思います。ですので、現在、憲法や法律によって個人の権利を制限できるかどうかという議論がなされていますけれども、そもそも権利の制限をすべきなのか、するとしたらどういう条件を満たす必要があるかという議論も十分にする必要があるのではないかと思います。

■今回のまとめ

今回のまとめです。自粛か強制かという今回の議論を簡単にまとめますと、私の考えではそのいずれにも一長一短がありますので、どういう規制が望ましいかは他国の状況も参考にして慎重に議論すべきだと思います。繰り返しになりますけれども、憲法的に外出制限や営業制限に強制力を持たせることができるかどうかという議論だけではなくて、規制に強制力を持たせるべきなのか、また、そうだとしたらその根拠は何かということを国民が理解できる形できちんと示すべきではないかと思います。

また、同調圧力の問題、とくにソーシャルメディアが生み出す「多数派の専制」の問題は、自粛か強制のどちらが望ましいかに拘わらず対処すべき今日的問題だと思いますので、何らかの形で規制をする必要があるだろうと思います。ただその際には、自由に議論できる安全な言論空間を確保するということも忘れてはならないと思います。さらに、ソーシャルメディアを規制するというときには、法的強制が望ましいのか、それとも Twitter 等の企業による自主規制が望ましいのか、あるいは、もっと別の形で、たとえばネット自警団的な動きもあるかと思いますが、そういったものがよいのかということを考える必要があると思います。今回の私の話は以上です。次回はポスト・パンデミックの世界ということで、少し考えていることを話そうと思います。では、ここまでにいただいた質問に答えていきたいと思います。

質疑応答

まず、日本でのトリアージの議論の必要性についてですが、「国や学会で議論するだけでは不足している。地方自治体、関連する病院、弁護士、社会福祉士、介護士など利益代表も含めて参加させるのが妥当だと思う」と。私もこういうことが大事だと思います。議論には透明性が重要だと思います。先ほどのソーシャルメディアの問題にも関連しますが、透明にやると炎上する可能性もあります。ですが、その炎上する可能性を可能な限り小さくしつつ透明性をもって議論した結果、市民が、この人たちが十分に議論してやったのだったら、これで公平だろうと納得してもらうために、トリアージ、人工呼吸器、またワクチンの議論などを行う必要があるのではないかと思います。その際に、市民の参加も重要だと思います。またその中でパブリックコメントのような形で意見する人もいるかと思います。パブリックコメントというのは往々にして言い訳程度に実施されることも最近出てきてしまっていて、「パブリックコメントを出しますので一週間以内に答えてください」みたいな、私からすると忙しくてコメントできないよ、というものもあるのですが、市民の意見を反映させるというプロセスを踏むために、きちんと実施する必要があるのではないかと思います。それと、今言ったことと矛盾するかもしれませんが、今回のパンデミック対策の文脈では、いかにスピーディにやるかということも必要だと思います。

「想定外のことをどうやって想定すればよいのだろうと思ったけれども、想定外のことが起こったときの基準を考えておけということなのかな」。想定外という言葉も十分定義をする必要があるかとは思いますけれども、今日、企業が事業継続計画（ＢＣＰ）を作ったり、学校が危機管理マニュアルを作ったりして災害などの危機的状況の発生に備えているものと思います。このぐらいの災害ならなんとかやりくりして通常どおりの営業はできるという場合の計画に加えて、それ以上の災害が起きた場合の計画、すなわちとても通常どおりの営業はできないけれども、災害による被害を最小化して迅速に復旧するための計画を立てておくということが重要かと思います。想定外の状況について、一人で考えることはできないですし、想定外のことを誰かが意地悪に出してというか、「悪魔の代弁者」という発想がありますけれども、こういうことが起きたらどうするのかという問いをあえて言う人を出させて、その人が言うことに対して、そのときにはこうしたりああしたりする必要があるということを考える必要があると思います。

もちろん、常に想定外のことだけを考えて、いわゆるワーストケースシナリオ（最悪の事態）だけを考えて行動する必要はまったくないと思います。逆に、ワーストケースシナリオだけを考えて、もう今からでもトリアージをしましょうみたいなことを言うと、病院で大変なことが起きると思います。ただワーストケースシナリオに対応するための計画というのを考えておいて、それをいつ発動させるかということを決めておく、そのプロトコール（手順）を決めておくということが重要なのではないかと思います。

「政府の自粛要請に強制力があってもよいが補償と不可分です」。これも重要だと思います。ただ、このような主張は私もときどき目にするところでありますが、もちろん政府の外出自粛要請や休業要請に強制力がない場合でも十分な経済支援を行うということも考えるべきですし、また、海外でもデモをやったりしていますが、市民がいろいろな形で政府にプレッシャーをかけるというのも重要なのではないかなと思います。

「〔自粛か強制かという問題に関して〕三番のわからないを選びました。強制力が伴うべきだという意見について、そのとおりと思うところもありますが、理想的に機能していればという条件があるように思われ、引っかかりがあります」。たしかに、いったいこのような強制力を持つ法律を憲法との兼ね合いでどう作るかということも一つの問題ですし、それが本当に濫用の可能性がないのかということはもう一つの問題で、この点については、井上先生も言うように、しっかり市民やメディア、また国会が見張りをするということが重要だろうと思います。

「特措法と同調圧力の関係については、特措法が錦の御旗になって、社会一般の同調圧力を強化しているということではないかな」。たしかにこういうメカニズムもあり得るのではないかと思います。井上先生は、政府の休業要請や指示が法的強制力ではなく「事実上の同調圧力」に頼っていると書いていますが、それが今コメントしていただいたように、特措法が社会一般の同調圧力を強化するという形で作用しているのか、あるいは別のメカニズムがあるのか非常に興味深いところであります。この点に関連して、私は倫理学をやっているので、法と道徳の関係というのは非常に気になるところでして、古典的にはドイツの法学者のイェーリングが述べたように、つまり強制力が伴わない法律というのは、燃えていない炎、光ってない灯りとかと同じで語義矛盾だということで、つまり強制力のない法というのはそもそも法ではないという考え方もあると思うのですが、現在日本ではこの強制力のない法律というのはいくつもあるのではないかと思います。特措法も含め、法と道徳の関係を考えるうえで、こうした法をどう考えるか。同調圧力という言葉の定義も含め、法学者、倫理学者や心理学者等が学際的に議論する必要があるのではないかと思います。

「日本だと市民がより警察寄りになりそうな」。そうですね、「より警察寄りに」ということで、自粛警察みたいなことをやるようになるのか、あるいは、警察にどんどん密告するようなことが起きるか、ということがあるかと思います。ついでに言いますと、私は二〇二〇年三月まで一年間イギリスにいたので、パンデミックに関するイギリスのニュースを今も関心を持って見ているのですが、イギリスでは床屋さんも休業する必要があったのですが、日本のＮＨＫに相当するＢＢＣの職員が一般人を装って休業しているはずの床屋さんに電話をすると、隠れて入ってきてくれたら散髪しますということを言うので、それが明るみになると自治体に休業を命じられるみたいな問題がありました[27]。ですので、密告や監視をするのが市民かメディアかという問題もありますけれども、このような監視の問題は必ずしも日本だけでなく、どこでも起きうるように思います[28]。

「自粛しても生活ができる多数のサラリーマンにとってはどちらでもよいことで、問題は厳しい状況に立たされている少数の人たちだ」。おっしゃるとおりだと思います。私なども比較的自宅でオンライン授業や研究をすることもできて、楽ができたグループに入ると思います。もっとつらい思いをして給料も入らないで、何とかそれでも緊急事態の間、我慢して乗り切ったという方もたくさんいらっしゃると思います。ですので、これは政府がどこまでしっかり補償するかという問題かと思います。繰り返しになるのですが、特措法に強制力をつけさえすればうまく解決するという話ではないと思いますので、強制力とセットでないと補償ができないみたいな話をする前に、国が補償あるいは市民への経済的支援をどこまですべきなのかを考える必要があると思います[29]。

また補償や支援に関しては、人々が政府に対して能動的に要求していくということも重要ではないかと思います。デモや集会については、自粛要請で家にみんながこもることで力が分断されてしまったというところもあるかと思います。ソーシャルメディアのよいところは、そういう力をまとめうる点でもあると思いますので、それも適宜活用しつつ、市民の立場から政府に対して必要な支援を要求していくということも非常に重要なのではないかなと思います。

「コロナウイルスのような不確実なものに対しての強制についてどのように考えればよいのでしょうか」。これは大変難しい問題で、そもそも今回のウイルスはどういう風に感染するのか、どのぐらい重症者や死者が出るのか、なかなかわからなかったために、どこまで市民の行動制限をするかについても正解に辿りつくのが難しいと言えます。公衆衛生の倫理原則の話の中で、個人の自由の制限は必要最小限でなければならないとありましたが、とくに初期段階の、ウイルスの性質がいろいろわからない段階では、市民の行動を少し多めに制限することも正当化されるのではないかと思います。実際に、フランスとかイタリアや他の国がかなり強硬な対応を取ったのも、そういった考慮があったのではないかと思います。

ただ、だんだんコロナウイルスの特徴がわかってきた状況においては、その感染拡大を防ぐために必要となる最小限の自由を制限することが望ましいですので、必要でない制限や罰則を市民に課さないということが重要ではないかと思います。

「どこまでが自粛警察かを判断するのも難しそう」、「ハード〔・ロックダウン〕に切り替えたとき、いろいろなものを線引きするのが大変そうだし、日本はこうしたことが苦手そうだ」。これはおっしゃるとおりで、自粛警察という言葉が揶揄的に使われたわけですが、いったいどこまでがよくて、どこまでが悪いのか。たとえばミルの他者危害原則に従った場合でも、人々に助言や説得をすることは十分に適切なことです。ただ、たとえば市民が店を力ずくで閉めるとか嫌がらせの電話をするとか、こうした助言や説得を超えた実力行使はミル的には許されないことです。どこからがやってはいけないことか。またたとえば、最近はマスク警察という言葉も出ていますけれども、たとえばマスクをつけてない人を羽交い締めにしてマスクをつけさせたら、それは暴行に当たり問題になると思いますが、マスクをつけていない人に対して、マスクをつけた方がよいですよ、国もそのように勧めていますよと丁寧に助言することも「自粛警察だ」と言って非難すべきことでしょうか。ミルの『自由論』をよく読んでいる人だったら、それは自由主義からいっても正当化できると答えると思います。ですので、市民が市民に同調圧力をかけるといった場合にも、どこまでなら許されて、どこからが許されないかをしっかり検討することが重要だと思います。

「九州で大雨が降った際、コロナ対策をした避難所で、もういっぱいと受け入れなかったことがありました。将来の不安を目の前の命より大事にした結果だと思います。倫理的におかしくないですか」。これはここで私が確たるお答えをできない問題であります。避難所を開設している自治体職員としては、恐らく高齢者も多い避難所の状況において感染のリスクを考えるかと思います。この場合に、避難所のトリアージをしてたとえば若者は出ていってくださいということは、ルールもない中では無理だと思います。ですので、豪雨災害のリスクがある中で、別のところに行ってくださいというのは、避難所としても苦渋の決断だったのではないかと想像します。この対応が倫理的にどうかというのはここでは確たることは言えないところであります。ただ、こういう場合にどうすべきなのか。きっと自治体も事前に考えていたと思いますけれども、今後こういうことが起きたらどうするのかということはきちんと考えておくべきだと思います。

それでは次回が最終回になると思いますけれども、ぜひみなさんに参加していただければと思います。みなさん、それまで元気にいてくれたらと思います。さようなら。

第五講　ポスト・パンデミックの世界

2020年8月2日

それでは、第五回の講義を始めたいと思います。今回は「ポスト・パンデミックの世界」ということでお話したいと思っております。あまり大したお話はできないのですが、いろいろみなさんと議論してみたいと思います。前回、参加しているのは東京都民の方だけではないかという話をしましたけれども、YouTubeのコメント欄から拝察するに、前回も今回も、東京都民のみなさんだけでなく、全国津々浦々、また海外からご参加の方もいらっしゃることかと思います。本日もどうぞよろしくお願いします。

さて、「パンデミック（pandemic）」という言葉の意味をこれまで紹介しておりませんでしたけれども、パンデミックという言葉は、「パン（pan）」という、ギリシャ語の「すべて」という言葉と、「デモス（demos）」つまり人々、デモクラシー（democracy）という言葉にも含まれているデモスという言葉が合わさっている言葉であります。感染症の世界的大流行と訳されると思いますけれども、より丁寧に説明する場合は、「ある感染症のヒトからヒトへの感染が、世界の多くの国々で同時に、また大規模に継続的に発生している状態のこと」ということになるかと思います。現在はまさにこのようなパンデミックの渦中だと思いますけれども、これが終息したら、どのようになるんだろうかということ、つまりポスト・パンデミックの世界について、いろいろ言われているところです。最初にこの授業の計画を立てたときには、国内外でいろいろ言われていることをまとめてご紹介しようかなと思ったのですが、あまり時間がなくてそれらをとてもまとめきれるものではないと思ったので、今回は自分の研究に引きつけてお話したいと思っています。

今回の講義の概要です。最初に少し、「立ち止まって、考える」という京大のオンライン講義全体のことを考えることにして、パンデミック下における、またポスト・パンデミックにおける人文学の役割ということについてみなさんと考えたいと思います。そのあと、私の研究に引きつけて、「予防の倫理学」というお話をしたいと思います。現在、予防や予測の科学というのがさまざまな領域で進んでいると思いますが、そこに出てくる予防の諸問題ということを少しご説明したいと思います。感染症との関連でも、感染予防と個人の自由の問題ということが一つありますし、また、予防と責任の問題という、これまでお話しできなかった話もしたいと思っております。最後に全体のまとめをする予定です。

■パンデミックと人文学の役割

それで今回のパンデミックですが、すでにポスト・コロナ、アフター・コロナという言葉が出てきているように、この新型コロナウイルス感染症（COVID-19）の流行もいつかは終息すると思います。現在はもっぱらソーシャル・ディスタンシングや感染者の隔離、濃厚接触者の自宅待機などの公衆衛生的な介入（第一講で説明した、薬を用いる医学的な介入に限定されない介入）がなされているわけですが、今後はワクチンの開発や、迅速で効果的な検査法、また治療法の開発などが行われると考えられます。そのようなワクチンや治療薬の開発のおかげで、このパンデミックもいつかは終息するだろうと考えられるわけです。

こうしたパンデミックやポスト・パンデミックにおける人文学の役割ということを考えますと、たとえば「いつか終わると言うけど、じゃあいつ終わるの？」とか、「ワクチンはいつできるの？」という問いに関して、残念ながらしがない人文学者である私などには大したお答えができません。そもそも私に限らず、人文学者にこういったことは予測できないと思います。そうすると、ここでみなさんと一緒に考えた

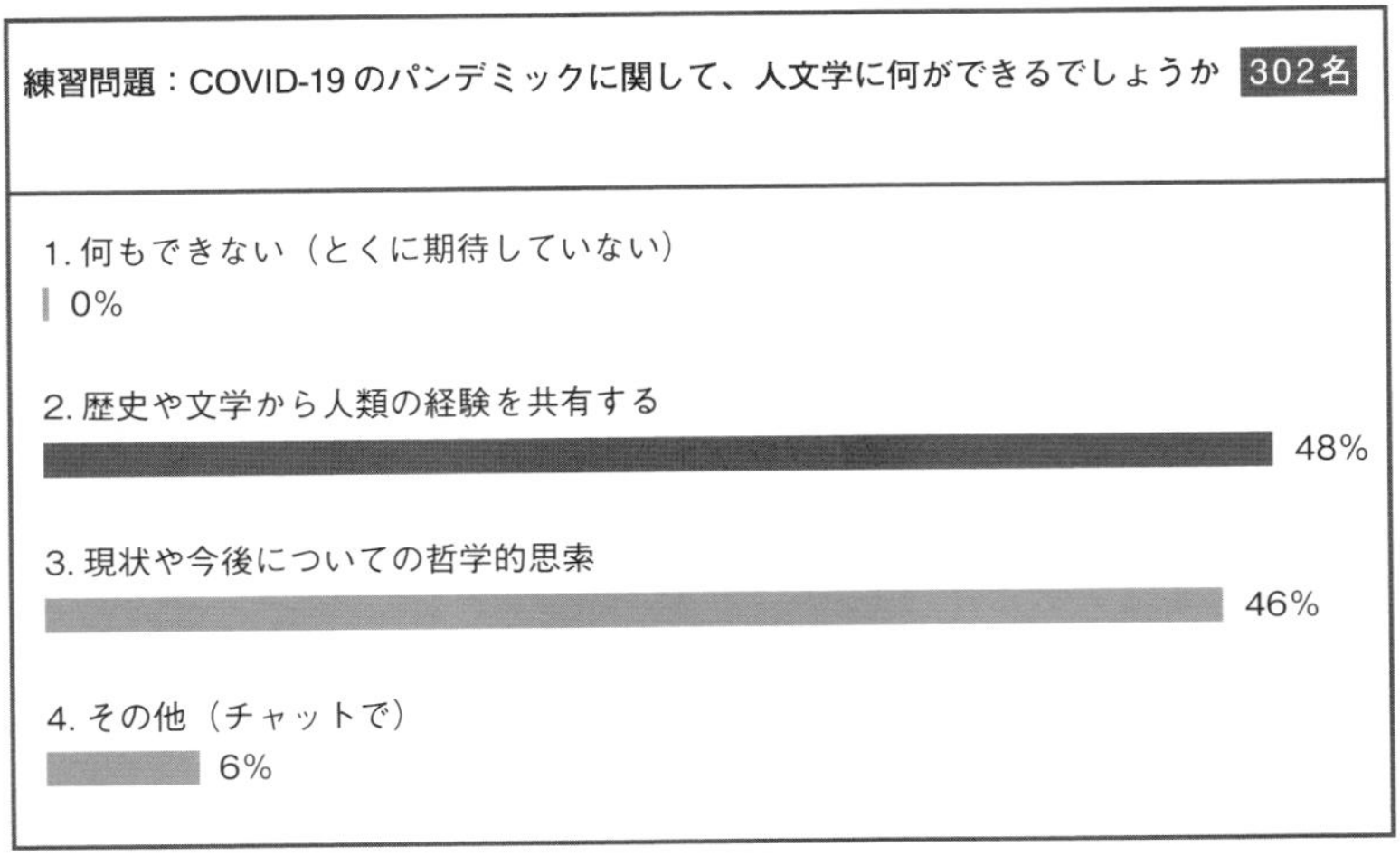
練習問題：COVID-19のパンデミックに関して、人文学に何ができるでしょうか
302名
1. 何もできない（とくに期待していない）
0%
2. 歴史や文学から人類の経験を共有する
48%
3. 現状や今後についての哲学的思索
46%
4. その他（チャットで）
6%

いのは、では人文学者に何ができるのかということです。ここで質問です。このCOVID-19のパンデミックに関して、いったい人文学に何ができるでしょうか。質問は次のようになっています。一番、人文学には「何もできない（とくに期待していない）」。二番、「歴史や文学から人類の経験を共有する」。三番、「現状や今後についての哲学的な思索」。最後の四番は、「その他」で、何かありましたら、チャット欄で具体的にお答えいただければと思います。

［slidoで投票を実施］

はい、非常に好意的に投票していただいてありがとうございます。投票していただいたのは三〇二名ほどで、何もできない、とくに何も期待していないというのは、〇パーセント。歴史や文学から人類の経験を共有するというのが約五割。現在もカミュの『ペスト』を筆頭にいろいろ出てきているところかと思います。また、現状や今後についての哲学的思索というのも、やはり五割弱ということでお答えいただいております。その他は六パーセントになっております。というわけで、二番と三番に半分ずつぐらいで分かれているかと思います。

■人文学の出口戦略

人文学の役割ということで、いろいろ調べていたら、ちょうど今回のオンライン講義シリーズの企画を立ち上げた京都大学文学研究科の出口康夫先生が次のように書いていました。ここではとりあえずこれを「人文学の出口戦略」と呼んでおこうと思います。

> 自然科学は、古典的な天文学を含む物理学がそうであるように、基本的に予測知です。現象の間の規則性を見いだすことで、次に起こる出来事を予測する。医学でも、治療という人体に対する積極的な介入を行ったら、その後どうなるのかという予後予想が不可欠です。同じことは、社会科学の中で最も科学化ないし物理学化が進んでいる経済学でも言えます。経済政策という政策介入を行った場合、社会はどう変わるのかに関する予測を提供するのが、その主な役割です。このような予測知としての科学は、周りの環境を観察して、予測を立て、そのうえで次の行動に移るという人類の生存戦略の一つの結晶化、洗練化であるとも言えます。[1]

出口先生はこのように、人文学と区別される意味での科学は、基本的に事物に法則性を見出すことで予測を行うのがその仕事だと述べています。この点については、後ほどもう一度言及したいと思います。出口先生は次のように続けています。

一方、人文学は予測知ではありません。たとえば歴史学によって過去の社会が明らかになったとしても、そのことで天文学と同じような意味で未来予測はできません。では人文学とは何か。それはわれわれ人類にとってどのような意義を持つのか。私は人文学には予測とは異なる二つの役割、意義があると考えています。一つは踏みとどまる知としての意義です。人文知は、前のめりにならず、地に足を着けて踏みとどまる、人々のそういった姿勢を支える知という側面を持っています。未来を予測し生存戦略を練ることは、もちろん重要です。しかし人間は単なる生存マシーンではありません。四六時中あくせくと前ばかり見て、最適解を計算することばかりが人間の生ではないのです。時には生存ゲーム、サバイバルゲームから降りて、自分や世界を没利害的な観点から、カントの言う、Interesselosigkeit の立場に立って、一から見つめ直すことも必要です。芸術や文化や人文知は、将来をにらんだ生存戦略には役立ちませんが、人々に踏みとどまって深呼吸をする機会を提供する役割は果たし得ます。そのことで人文知は、生存ゲームによって平板化されない人生を豊かにする意義を持ち得ると思います。[2]

ということで、人はただ生きるだけ、パンを食べるだけではないのだから、人文学は自分や世界について反省的に考える機会を人々にもたらすことで人生を豊かにする役割があるのだということを言われています。とはいえ、飲み会に参加したりパチンコに行ったりすることによっても人生はある程度は豊かになるので、人文学の役割はこれだけなのかと気になる方もいるかもしれません。それで、出口先生はさらにもう一つの役割について述べています。

いま、「価値」というお話が出ました。私が考えている人文学のもう一つの意義は、その価値にかかわります。先に、人文学は予測に傾斜した生存ゲームとは一線を画す、踏みとどまる知だと申しました。一方で、人文知は未来にかかわる側面、将来を向いた視座も備えています。しかしこの場合でも、人文学が提供するのは、自然科学的な予測ではなく、提案、プロポーザルです。予測とは異なり、提案には必ず一定の価値観が入り込んでいます。人文学の提案にも、単なる未来像の提示のみならず、現在のわれわれの生き方にもかかわる価値そのものの提案が含まれていますし、むしろ含まれるべきだと考えます。人文知は、単なる事実の掘り起こしにとどまるだけではなく、このような価値観で生きてみませんか、このような価値を実現させてみませんかという実践への誘い、呼びかけでもあるのです。[3]

ということで、出口先生の言われる人文学の役割の一つ目は教養、人生を豊かにする教養ということかなと思いますけれど、二つ目はこのように価値の問題、どうわれわれが個人や社会として生きていくべきかという理念や理想について提案をするのだというわけです。この二つ目の役割について、私は非常に共感するところがあって、二つ目の点に関連する話をこれから少ししたいと思っています。

正直なところ、人文学者だけができること、人文学が専売特許にしていることは何かということは、私にはよくわからないのですが、重要なのは、今言いましたように、個人と社会のあり方について提案する、また提案する手前の段階として、個人と社会のあり方について根源的な問いを立てる、ということではないかと思います。根源的な問いということで今回お話したいのは、予防の科学とも言うべき諸研究とそれに基づく実践が進んでいて、それに対応して予防の倫理学、あるいは予防の哲学ということを考えなければいけないのではないかということです。今後の個人と社会のあり方について十分な提案ができるわけではないのですが、その手前で、こういう問題について考えてみる必要があるのではないかという話であります。

■ 予防の科学の発展

そこで、予防の倫理学とは何かというお話をしたいと思います。この話は、ミネルヴァ書房という出版社のPR誌である『究』という雑誌で私が細々とやっている連載があるのですが、それに基づいたお話になります[4]。

先ほど、「予防の科学」という言葉を使いましたけれども、現在、予防ということがさまざまな領域で言われるようになっているかと思います。たとえば、交通事故の話です。交通事故は、かつては国内で年間二万人以上が交通事故で亡くなっていましたが、現在では、死者は三〇〇〇人程度になっています。それでもまだ非常に多い人数ではありますが、この減少の背後には、シートベルトの着用義務化や、交通事故が起きにくい安全な道路を造るといった事故予防のための活動があるわけです。次に、自殺予防もあります。これについては、予防の科学と言えるほど研究が進んでいるとは言えないように思えますが、自殺対策基本法などの法律の制定によって、自殺を予防しようという動きが広がっていて、自殺者数も一時期の三万人を超える人数から、近年は二万人程度まで減ってきています。

また、公衆衛生とも関連する予防医学の領域でもいろいろありますが、非常に先鋭的なものとしまして、たとえば予防的乳房切除術、すなわち遺伝子検査に基づいて家族性の腫瘍のリスクが高い場合、たとえば乳房だとか、子宮その他のがんのリスクが高いとわかった場合に、予防的に乳房を切除したり子宮を摘出したりするという話です。あるいは最近の話では、認知症の発症予測の話があります。たとえば四〇歳の人が、七〇歳や七五歳になったら認知症を発症するかどうかというのが、血中のバイオマーカーの濃度を測ることで、ある程度予測がつくようになってきている。こういう形で医学の領域でもいろいろと予測ということが言われています。

続いて、防犯というのは犯罪予防ということですが、たとえば性犯罪の再犯防止でGPSを使うといった事例や、最近登場した犯罪予測の話もあります。これは、映画の『マイノリティ・リポート』のように、特定の人が将来犯罪を起こすかどうかを予測するという話ではなくて、地理情報システム（GIS）のデータを用いて犯罪のホットスポットを特定して、そこを重点的にパトロールするということが行われるようになっています。さらに、防災・減災という話では、たとえば、ハザードマップとか大雨特別警報という形で、災害予測に基づいた行動が求められるようになっています。

こうした予防の科学の進展の背景には、ビッグデータやAIなどの利用が増えてきたというのがあると

表１　予防医学の一次・二次・三次予防

	一次予防	二次予防	三次予防
目　標	健康増進・疾病予防	早期発見・早期治療	社会復帰
状　態	発症前（健康な人）	病気が進行中	病後の回復期
具体例	予防接種や 健康増進活動	健康診断やがん検診 など	リハビリ 職場適正配置

表２　警察行政の一次・二次・三次予防

	一次予防	二次予防	三次予防
目　標	犯罪防止	早期発見	再犯防止・更生
対　象	一般市民	逸脱行為者	逮捕された者
具体例	環境デザインの変更 防犯カメラの設置 市民パトロール 防犯教育 防犯情報発信など	ホットスポットの 分析 犯罪予測	更生プログラム 社会的包摂

思いますけれども、こうした技術の進歩により、事故や病気や災害などの過去の出来事のパターンや原因を解明して、それを将来の予測につなげることがますます盛んになってきています。天気予報の精度が上がっていることが典型的ですが、予測の精度が上がることで対策が取りやすくなります。そういった予防の科学の進展が、いろいろな領域に広がっているように思います。

ところで、予防行動に関しては、予防医学の一次予防、二次予防、三次予防というのが、非常によく知られている発想であります（表1）[5]。これは初回の講義でも言いましたけれども、一次予防というのは健康増進と疾病予防。二次予防というのは、早期発見と早期治療。先日、私も歯科検診に行きましたけれども、虫歯を早めに見つけて早めに治すという発想です。三次予防というのは、リハビリ等を通じて、病気が再発しないとか、社会復帰をするということです。これも第一講で言ったと思いますが、日本では一九九〇年代に成人病から生活習慣病へという発想の転換があり、これまでの二次予防に加えて、一次予防を重視しようということで、たとえば、たばこを吸う数を減らしましょうとか、酒を飲む量を減らしましょう、あるいは運動しましょうという形で、一次予防が現在重視されているわけであります。

同じような話で、これは明らかに予防医学の話から借用されていると思いますが、警察行政においても、一次予防、二次予防、三次予防という発想が使われることがあります（表2）[6]。これも似たような発想で、一次予防というのは犯罪がそもそも起こらない社会にしよう。二次予防というのは、犯罪の兆候があったら早く見つけて捕まえる、被害が広がらないようにする。三次予防というのは、これは加害者に対するもので、加害者の再犯防止、あるいは更生に努めるということであります。一次予防というので、環境を変えて犯罪が起きにくい町を作ろうとか、防犯カメラの設置や、市民パトロールを行う、防犯教育などを行うとか、こういったことが重要だと言われているところであります。警察行政においても、日本では二〇〇〇年前後から、二次予防も重要ですが一次予防も重視されるようになっています。また、犯罪白書を見ると、犯罪予測という話が二〇一八年から出てきています。

■予防の倫理学の必要性

こういう形で予防の科学というのが多くの領域で進んでいるわけですが、それに対して人文学から何を言えるかというと、価値の問題、つまりそもそも予防は本当によいことなのかという、そもそも論から考える必要があるように思います。先ほど言っていたような自殺対策だとか、防犯、防災、予防医学、公衆衛生等に携わっている人からすれば、予防がよいことは当たり前だろうと言われるかもしれませんけれども、やはりその根源的な問いを立てるというのが人文学に求められている役割の一つなのではないかと思います。

予防がよいというのはよく言われることです。たとえば予防は治療に勝るという言葉があります。これはルネサンス期にオランダで活躍したエラスムスが言ったという話があるみたいですが、さらに遡ることもできるのではないかと思います。またチェザーレ・ベッカリーアという啓蒙期のイタリアの思想家が言った、「犯罪は処罰するよりも予防する方がよい」という言葉もあります。

このように一般的には予防はよいものと考えられていますが、しかし、予防が望ましくないと考えられる場合もあります。「問題そのものよりも治療のほうが悪いということが起きてはならない」。これは誰あろう、アメリカの前大統領のトランプ大統領が言った言葉で、トランプ大統領が言った唯一のよいことだという評判もある言葉であります。[7] これは、今回の COVID-19 のパンデミックに対するロックダウンのような対策について、いや、それはやりすぎではないか、そのようなことをしたら、経済が回らなくなって大変なことになるということを言っているわけです。トランプ大統領自身の言葉だと「治療」ですが、問題になっているのは正確に言えば感染症拡大の予防措置や予防行為であり、これらの予防のための手段が、予防したい悪い事態そのものよりも悪いことがありうるということを指摘していると思われます。これは予防に関する一つの問題であります。

そこで、予防一般の問題としまして、倫理的な問題をいくつか挙げたいと思います。まず、とりわけ重要な問題としましては、予防のための活動が個人の自由と衝突しうるという問題です。これは広い意味では、トランプ大統領が考えているような、経済的自由も含めた予防のコストの問題だということができます。また、「予防の責任」が誰にどれくらいあるかという問題があります。これについては後ほど詳しくお話したいと思います。第三に、予防の目的と手段という予防の構造に関する問題です。これも後で詳しくお話しますが、予防の目的はよいのか、手段はよいのかということを考える必要があります。

■予防のコスト

予防のコストの問題につぃは、これまでの講義で政府の感染症対策に伴う自由の制限や経済的コストの問題を論じてきましたが、少しだけ補足したいと思います。先ほどの警察による犯罪予防の話に戻りまして、予防的介入の利点について、警察政策学会犯罪予防法制研究部会が二〇一三年に書いている興味深い文章があります。ぜひご自身でも読んでいただければと思いますが、今後の犯罪対策に関する提言ということで、こう書いてあります。予防的介入は、犯罪発生後に取締りや被害回復等の対策をとるのに比べて、第一に、規制の受け手・規制主体の双方に生じる精神的・時間的・経済的なコストが小さい、つまり経済的である、と。また、第二に、対象者に犯罪者というレッテルを貼ることを避けることが可能である、つまり、犯罪が起きる前に対処できれば、犯罪者がそもそも出てこないのでレッテルを貼らなくて済む、と。第三に、被害が一度発生すると、その完全な回復は困難または不可能な場合があり、そのような被害を、被害者または社会に甘受させずに済む。こういった点で、社会として負担するコストが小さいというメリットがあるとしています。[8] 警察行政に関して、こういった予防の利点ということが言われているわけであります。ただ、犯罪予防にも問題がないわけではないというので、自由の制約の問題を例として挙げています。「特に「予防」のための措置は、「安全」を向上させ、国民が安心して「自由」に行動できる範囲を広げる一方で、その性質上、犯罪発生後の措置に比べて、より広い範囲の国民の「自由」に対する一定の制約を伴う可能性がある」というように、犯罪予防活動に伴う個人の自由の制約というのが一つの問題として指摘されているわけです。[9] これ以上詳しくは立ち入りませんが、予防は比較的コストがかからないと言われる一方で、やはりこういった市民の自由が犠牲になりうるという別のコストの問題が認識されているのだということを指摘しておきたいと思います。

予防に関する被害者責任

次に、初回の講義の質疑のときに予告して、最後まで延ばしてきました予防の責任の話について、みなさんと議論してみたいと思います。とくに問題にしたいのは、今回のパンデミックでも問題になっております被害者の自己責任という話であります。いささか問いにくい問いですが、やはり問うべき問いです。みなさんに考えてもらいたいのは、一般に被害者は自分自身に損害を与えたことに対して何らかの責任を持つのだろうか、また持たないとしたら、それはなぜなのか、ということです。ここでいう被害者というのは、非常に広い意味での被害者（victim）ということで、犯罪の被害者や、感染症を含む病気の被害者（患者）、あるいは災害の被害者（被災者）ということも含みます。ここでみなさんに投票をしながら考えても

カバーを付けていないスマホを落として画面にヒビが入った　314名

1. 不注意で落とし、しかもカバーを付けていない本人に責任があり、修理代は当然自分持ちだ
85%

2. 落とすのは当たり前。割れやすい画面を作る企業が悪いから、修理代は企業待ちだ
7%

3. その他（チャットで）
9%

らいたいと思います。五つほど質問がありますので、直観的にどんどん答えていただければと思います。

まず質問の一つ目です。カバーを付けていないスマホを落として画面にヒビが入ったというときに、みなさんはどう考えますか。一番、「本人が不注意で落とし、しかもカバーをつけていない本人に責任があり、修理代は当然自分持ちだ」。二番、「スマホを落とすのは当たり前である。割れやすい画面を作る企業が悪いのだから、修理代は企業持ちだ」。三番は「その他」ですので、チャット欄でお答えいただければと思います。それでは投票してみてください。

[slidoで投票を実施]

ありがとうございます。三一四人ほどに投票していただきました。一番の不注意で落として、しかもカバーをつけていない本人に責任があり、修理代は当然自分持ちであるというのは八五パーセント。二番の修理代は企業持ちというのが七パーセント。これについては、現在、こういうときのために

図書館で自習をしていたら、一時間ほど席を離れていたスキにPCを盗まれた　328名

1. 盗んだ人が悪いが、本人にも責任があり、もう少し注意すべきだった　85%

2. 盗んだ人や、監視していなかった図書館員が悪いのであり、本人に責任はない　10%

3. その他（チャットで）　5%

スマホ保険もあるので、いろいろ議論があるところかと思います。三番のその他が九パーセントとなっています。みなさん、正直にお答えいただいてありがとうございます。

続いて行きます。みなさん、匿名ですので正直にお答えいただければと思います。二つ目の質問です。図書館で自習をしていたら、一時間ほど席を離れていた隙にPCを盗まれたと。これもがっくりですが、このときにみなさんはどうお考えになるでしょうか。一番は、「盗んだ人が悪いが、本人にも責任があり、もう少し注意すべきだった」と考えますでしょうか、あるいは二番、「盗んだ人や、監視していなかった図書館員が悪いのであり、本人に責任はない」と考えますでしょうか。三番は「その他」ですので、チャット欄でご意見いただければと思います。それでは投票をお願いします。

［slidoで投票を実施］

ありがとうございます。三二八名ほど投票いただきました。一番、盗んだ人が悪いが本人にも責任があり、もう少し注意すべきだったが八五パーセント。二番の、盗んだ人や監視していなかった図書館員が悪いのであり、本人に責任はないが一〇パーセント。三番のその他が五パーセントとなっています。本人に責任はないとする人も一割いますが、先ほどと同様、自己責任的な部分があるのではないかと考えられている方も多いかと思います。

■被害者の「自己責任」とは

では、今回のパンデミックの話にだんだん引きつけていきたいと思います。その前に少し説明しますが、いったい責任とは何だろうということもよく考える必要があるかと思います。たとえば、被害に関して自己責任があるとはどういう意味かということです。責任について、私自身も十分に考えを深められているとは言えないのですが、とくに自己責任があると言われた場合、意味されているところというのは、大きく分けると二つあるのではないかと思います。

一つは、本人に自己責任があるといったときは、被害が生じたことに対して不注意をとがめられてしかるべきであり、ある程度非難されても仕方ない、ということを意味していると考えられます。この場合の「非難」というのは、先ほどの例ですと、図書館でPCを盗まれたら、もちろん刑事的な責任だとか、窃盗の罪に問われるのは盗んだ人であって、盗まれた人が罪に問われることはないわけですが、関西弁で言うところの、「お前、あほやなあ」というときの非難、関東だと「君、ばかだなあ」と言うかもしれませんけれども、とにかくもう少し注意しといたらよかったのにという意味で不注意をとがめられることがあ

政府や大学が飲み会の自粛を要請している中でゼミの納涼会に出席し、新型コロナに感染した　331名

1. 本人にも責任がある　80%

2. 本人には責任はない　15%

3. その他（チャットで）　5%

ると思います。英語では非難（blame）に値するという意味で、blameworthyという言葉が使われます。

もう一つは、被害を受けた場合の損害の一部または全部を本人が負担すべきだという意味です。自分が被った被害について他人が何か補償をするのではなくて、当人が支払ってしかるべきであるということが、大体意味されているのではないかと思います。

そのようなことを考えながら、次の質問に行きたいと思います。今回のパンデミックに引きつけてみなさんも考えてみてください。質問ですが、政府や大学が飲み会の自粛を要請している中で、ゼミの納涼会に出席し、新型コロナに感染した、と。そのときに、みなさんどう考えるか。一番は、「本人にも責任がある」のではないか。もちろん、よく考えてみれば、居酒屋の衛生状態はどうだったのかとか、納涼会への参加が強制されていたのかどうかといった考慮もあるかと思います。その意味で、誰か他の人にも責任があるかもしれませんが、本人にも責任の一端があると考えるでしょうか。二番、「本人には責任はない」。三番、「その他」。これはチャット欄で

ご意見をいただければと思います。それでは投票をよろしくお願いします。

［slido で投票を実施］

みなさん投票ありがとうございます。三三一名の方に投票いただいて、一番の本人にも責任があるというのがちょうど八割。二番の本人には責任がないが一五パーセント。先ほどの二つの問いに比べて少し多くなっているかなと思います。三番のその他が五パーセントです。

さらに、次に行きたいと思います。これは面白い問題ですが、政府が外出や集会の自粛を要請している中で、コロナパーティーに出席して感染した、と。このコロナパーティーというのは、海外で言われている、とくにアメリカで言われているもので、早めにコロナに感染して免疫を付けるために、感染者を招いてパーティーを開いてわざと感染しようとするためのパーティーのことです。こういうパーティーが実際に行われているのかどうか、これ自体がうわさ話なのではないかという報道もなされていますが、仮にこういうものが存在するとして、実際にこれに出た人が感染したということがわかった場合に、みなさんどのように考えますでしょうか。やはりこれも本人以外にも、たとえば、パーティーを開いた人に責任があるのではないかといった話はあるかと思いますが、本人にも、感染の責任の一端があると考えるべきか、あるいは本人にはまったく責任はないと考えるべきか。選択肢は前回と同じです。三番の「その他」の場合には、チャット欄にご意見をお寄せいただければと思います。それでは投票してみてください。

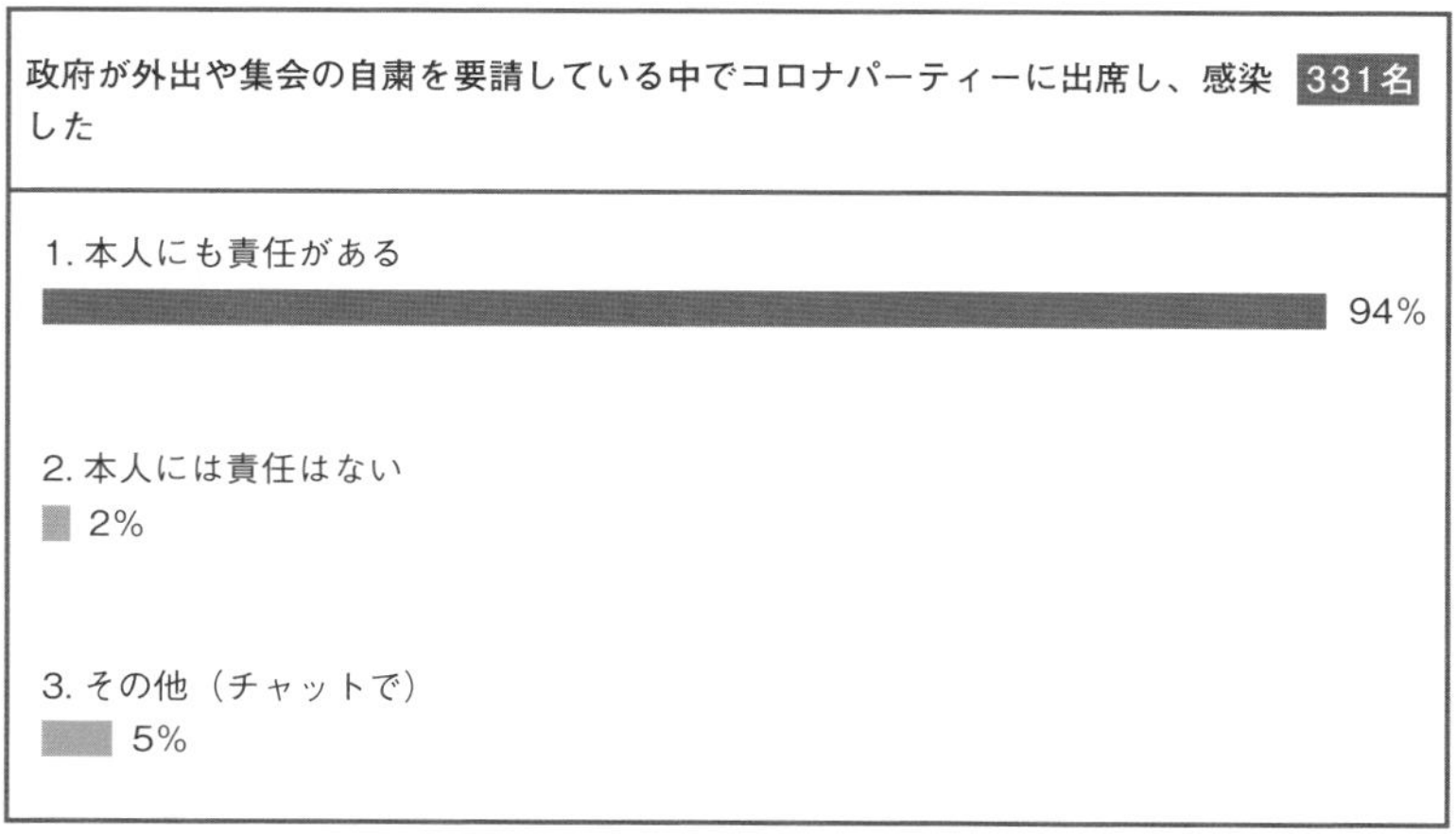
政府が外出や集会の自粛を要請している中でコロナパーティーに出席し、感染した
331名
1. 本人にも責任がある
94%
2. 本人には責任はない
2%
3. その他（チャットで）
5%

［slido で投票を実施］

ありがとうございます。これは一つ前の事例と異なり、意図的に感染しようとしている事例ですが、意図的に感染しようとして感染した場合にも、本人には責任がないと言うべきか。あるいは、意図的に感染しようとして感染したら、本人にも責任があると考えるべきか。三三一名の投票で、一番の「本人にも責任がある」は九四パーセントでほとんどの人がこの回答です。二番の「本人に責任はない」というのは二パーセントと少ないですね。三番の「その他」というのが五パーセントになっています。

それでは最後の質問になります。次のような事例はどうでしょうか。病院で働いている医療従事者が、感染症の防護服が足りないために新型コロナウイルスに感染した。このような場合どのように考えますでしょうか。一番、「本人にも責任がある」。病院に責任があったり国に責任があったりするかもしれないが、本人にも責任があると考えるべきか。二番、「本人には責任はない」。三番、「その他」。これはチャット欄

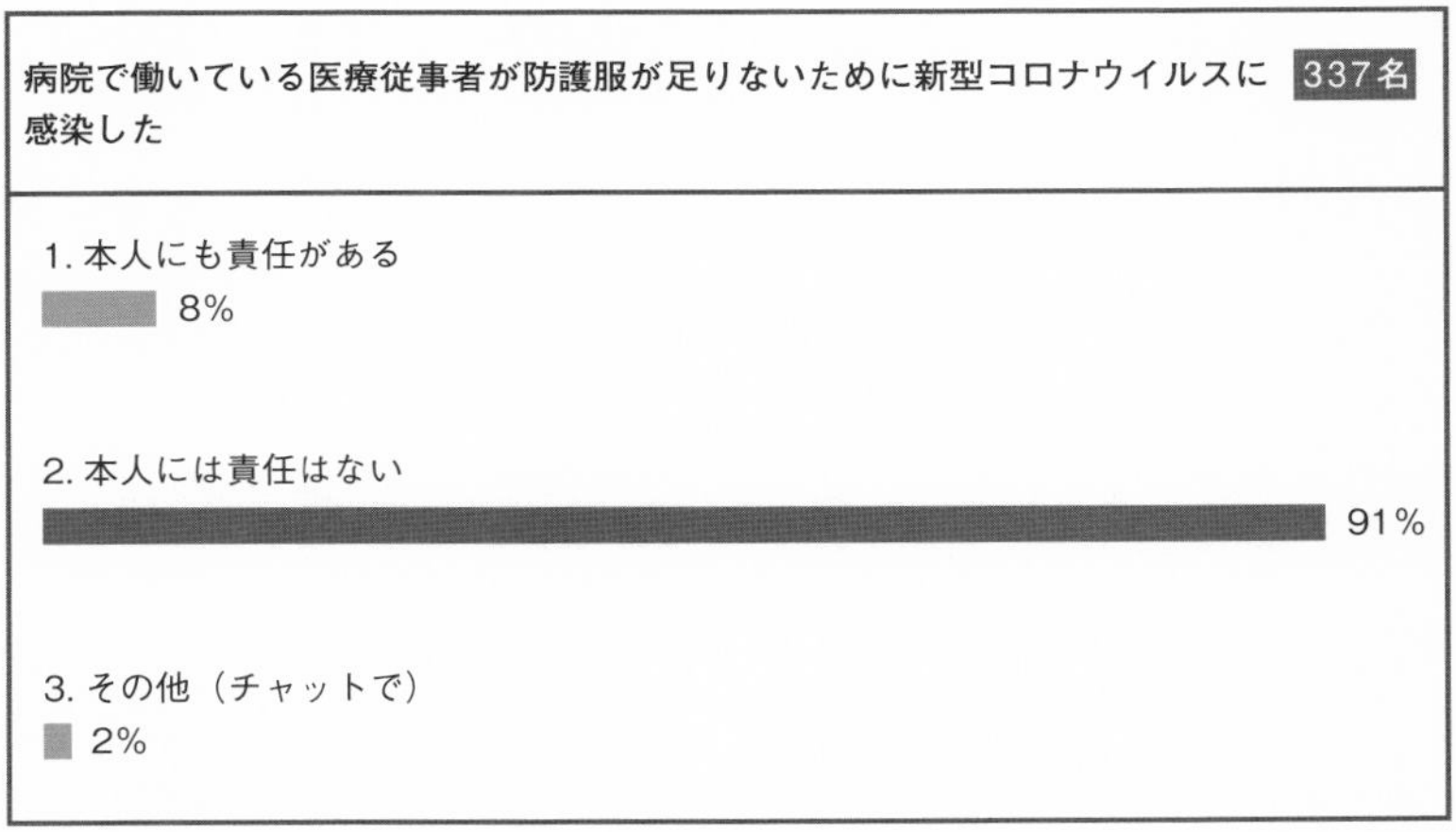
病院で働いている医療従事者が防護服が足りないために新型コロナウイルスに感染した
337名
1. 本人にも責任がある
8%
2. 本人には責任はない
91%
3. その他（チャットで）
2%

でお答えいただければと思います。最後の質問にも投票していただければと思います。

［slido でアンケート投票を実施］

投票ありがとうございます。これはコロナパーティーと同様、当人が感染のリスクが高い環境に身を晒すわけですが、感染することを意図しているわけではない、という事例です。この場合にも、感染は予見されていたので本人にも責任の一端があると考えるべきでしょうか。投票してくれたのは三三七名で、一番の本人にも責任があるというのはわずか八パーセントほどです。二番の本人には責任がないというのは九一パーセントです。三番の、その他が二パーセントになっています。ご意見がありましたら、ぜひチャットでもお寄せください。一つ前の質問とは一番と二番の投票数がほぼ逆転しているかと思います。これは興味深い結果ですが、なぜここまで逆転するのかということを、よく考えていただければと思います。感染症の責任の問題を考えるときに、こういった少しずつ違う事例を出してみましたが、なぜこのような結果になるのかということを、みなさんにも考えていただきたいと思います。

■感染の自己責任の国際比較

みなさんの中には次の調査についてご存知の方も多いかと思いますが、コロナ感染は本人が悪いのかという問題に関する国際調査で、いくつかのメディアで阪大の社会心理学の三浦麻子先生らの研究が紹介されていました。[10] インターネットを用いた国際比較調査で、「感染は自業自得だと思う」と答えた人の割合が、アメリカ、イギリス、イタリア、中国に比べて日本が一番高かったというものです。日本が一番高いといっても、五つの選択肢のうち、「どちらかと言えばそう思う」「ややそう思う」「非常にそう思う」を合計して一一・五パーセントとのことなので、国際比較した中では相対的に高かったということかと思いますが、新型コロナウイルスに感染した人は自己責任だという発想が日本では強いのではないかという風にメディアで紹介されました。

この研究、私自身が探した限り、まだ論文が見つからなかったので、入手できたらよく読んでみたいと思っていますが、私が今、みなさんに五つの質問に答えていただいたように、感染は自業自得だと思うかと尋ねる場合には、どういう状況を質問者が設定するか、あるいは回答者が想定するかで随分変わってくるのではないかと思います。上記の研究は二〇二〇年の三月から四月ごろになされましたが、中国、イタリア、イギリス、アメリカと比べると日本は感染がまだそこまで進んでいなかったので、回答者が想定していた状況がだいぶ違っていた可能性もあるのではないかと思います。こういうことも考えながら、みなさん、本当にコロナ感染というのは本人が悪いのかどうかということを、ぜひ考えていただきたいと思います。

■予防の科学と自己責任論

感染症と自己責任について、私自身が考えていることを少しお話したいと思います。新型コロナウイルスにしろそれ以外の感染症にしろ、感染に関して自己責任なんかないよと言いたい人も結構多いのではないかと思いますが、先ほど述べたような予防の科学が進展するにつれて、なかなかそうは言えない状況も出てくる可能性があるのではないかと思います。

たとえば、ゲノム・サーベイランスという研究領域が進んできています。これは、日本に来た新型コロナウイルスが中国由来のものなのか、それともヨーロッパ由来のものなのかという図を見た人もいらっしゃるかと思いますけれども、ウイルスのゲノム（ウイルスを構成する遺伝子の組成）を解析して、ランダムに発生する変異を調べることで誰から誰に感染したかを推定し、どんどん系統樹的に感染経路をたどっていくという研究であります。[11] これにより、感染経路がかなり正確にわかるようになってきています。どの人から次の人に感染したというのは、この情報だけで確実に確定できるわけではないと思いますけれども、以前に比べて因果関係がより正確に同定できるようになってきています。

こうなりますと、たとえば、ある病院の中でクラスター感染が発生したときに、それが院内感染なのか、あるいは、複数の患者が別々のところから持ち込んだのかといったことがわかるようになってきているわけです。[12] そうすると、先ほど言いましたように、感染の責任あるいは自己責任がますます問われるようになるのではないかと私は思っています。

ただし、感染の責任という話をする場合には、ただ単に感染経路がわかるというだけではなくて、感染リスクについてわれわれが十分な知識を持っていたのかとか、別の仕方で行為ができたのかとか、さらには意図的に感染したのかあるいは予見しかしていなかったのかといった違いも重要になってきます。先の質問にあったように、コロナパーティーや居酒屋の飲み会だと出ることも出ないこともできると考えられそうですが、たとえば医療者が防護服なしで治療を行って感染したという場合に、「病院にそもそもいなければ感染しなかったでしょう、病院にいることを選んだのはあなたの選択だから感染したのもあなたの責任ですよね」と言うことができるかというと、なかなか難しい。医療者の人たちが必死になって治療しているのに対して、感染しないためには他の選択肢もあったでしょうということはなかなかできない。感染のリスクが高いことを承知で患者の治療に当たっていた医療従事者は、ある意味では感染するべくして感染したのかもしれないですが、別の行為ができたのにそうしなかったという理由からそれを責めることはできないと思われるわけです。

このような問題は、法律の方では過失責任という話で、予見ができたかという予見の可能性と、回避ができたかという回避可能性ということで議論されるところかと思います。マイケル・ミラーという方の二〇一二年の論文では、個人のレベルでは知識はあまりないし、別行為の可能性というのもあまりないのに対して、政府は知識をたくさん持っていて、いろいろな感染症対策ができるのだから、感染症に対する責任は個人よりも政府にあるのだということを言っています。[13] また、東京大学の玉手慎太郎先生が、「感染を個人努力で完全に防ぐことは不可能である以上、仮に感染した場合にも後ろ向き責任を負わされる必要はない（感染で生じた被害について自分のみで背負う必要はなく、社会的サポートを求めて構わない）が、前向き責任を感じることは道徳的に求められる（症状はどうあれ外出を控えるべきである）」と書かれていて、これもミラーと同様、個人に感染の責任を問うことはできないという風に論じられているかと思います。[14] こういったミラーや玉手先生の考えだと、公衆衛生対策として人々に感染しないように予防行為は取ってもらいたいのですが、実際、感染した場合の責任というのは、本人には問うべきではないということになります。

■被害者非難の有害性

私も、基本的には感染症の自己責任を問うべきでないということに同意しますが、本当に「当人にはまったく責任がない」と言えるのだろうかと思うところもあります。感染症については自己責任がないのかどうかというのは、重要な研究テーマだと思っています。[15] 一つ、この問いを考える際に考慮すべきことは、被害者を非難することの有害性です。これは性犯罪等の「被害者責任」を論じる際にも言われることですが、非難することが持つ有害性という話で、倫理学的には非常に重要な問題です。

たとえば、『感染症社会』という最近出た本の中で、立命館大学の美馬達哉先生が次のように言っています。「病気を排除するために病者を処罰しようとする犠牲者非難イデオロギーは、人々を病気の予防へと動機づけ、伝染性の病気であれば感染拡大させない自粛への行動変容を生み出すのだろうか。少なくとも病者を道徳的に非難する人々はそう信じているようだ。だが感染症対策の歴史は、そうした考えが誤りであることを繰り返し証明してきた。犠牲者非難イデオロギーは、病気そのものへの恐れよりも、「病者となること」つまり社会的に病者として名指されることに対する恐怖をかき立てるからだ。そのとき、病者は自分が病気であることを他者に知られないようにするための努力をする」[16]。

感染者を非難することはかえって感染を隠すことにつながり、感染状況を悪化させるおそれがあるというわけですが、これはHIV／エイズのときもそうでしたし、今回の感染症に関しても同じことが起きている可能性があるのではないかと考えられます。これは私も非常に同意するところで、被害者を非難することには社会的に有害であるということは大いに考えられるところであります。ただ、さらに突っ込んで考えたいのは、感染したことについて個人の責任がまったく存在しないから当人を非難すべきではないのか、あるいは、先ほどの質問でみなさんの多くもそう考えていたのではないかと思いますが、感染にはある程度個人の責任がありうるけれども、責任を問うことが有害であるがゆえに非難すべきではないのか、ということを区別して考えないと混乱が生じるのではないかと思っています。

こういったことを考えますと、予防の発想というか、予防に関連する諸概念の構造についてよく検討する必要があるように思われます。悪い事態の発生が予測・予想されて、それを何らかの手段で回避しようというのが、予防の根本にある考え方だと言えます。そして、先ほど言いましたように、予防の科学が進展して予測の精度が高くなればなるほど、回避しなかった責任を問う声が大きくなる可能性があると思います。ただ、悪い事態が発生した場合に、いったい誰の責任なのか、どこまでが被害者当人の責任で、どこまでが政府や社会などの責任なのかを議論する必要があると思います。そして、仮に個人に責任があると考えられる場合でも、では実際に非難すべきなのかというと、上で見たとおり、非難は有害になりうるからそうすべきでないという場合があると私は思います。

また、自己責任だから周りは助けなくてもよいのかというと、当人に責任があっても周りが助けるべきときもあるかと思います。たとえば、少し前に、内戦が起きている国にジャーナリストが行って現地の兵士に捕まってしまったということがありました。本人も後に不注意で捕まったことを認めて謝罪していました[17]。しかし、では本人の自己責任だからということで、たとえば日本政府は助けなくてよいのかというと、仮に本人に責任があったとしても助けるべき場合というのがあるのではないかと思います。また、本人に責任があるからといって周りが何をしてもよい、どんな罰則を課そうが、めちゃくちゃに非難しようが、人権侵害しようが何をしてもよいということにもならないという点に注意しなければならないと思います。予防と責任についてはさらに検討すべきところですが、ここまでにして、次に行きたいと思います。

■予防の心理的問題

予防に関しては、こうした倫理的な問題だけではなくて、心理的な問題もあります。私は心理学者ではありませんので、予防というのがいかに心理的に難しいかという話をごく簡単に指摘したいと思いますが、いろいろ興味深い問題があると思います。

まず、予防のパラドックスとして知られる問題があります。これは必ずしも心理的な問題だけではないですし、また、論理学的な意味でのパラドックスかどうかという問題もあるのですが、公衆衛生学の分野で有名なジェフリー・ローズという研究者が次のように言っています。集団全体に対して多大な恩恵をもたらす予防医学も、集団を構成する個人個人への恩恵となると少ない、と。[18] これはたとえば、予防接種が典型的ですが、予防接種をみんながすれば、大勢の人々が助かり、社会全体にとってはものすごく大きな利益になるのですが、それぞれの個人に関しては、予防接種をしようがしまいが助かった人というのはものすごく大勢いるはずなので、予防接種をしなければ重症化したり死んだりする人を除けば個人の利益は少ない。また今回のパンデミックにおける外出自粛に関しても、社会全体としては重症者や死者数を減らすことで大きな利益を得る一方、自粛しようがしまいが死ななかった人は大勢いるはずで、そうした人々に関しては、利益はほとんどない、と。ここに、予防行為の重要性をみなさんに説得することの困難さが生じます。第一回や第二回の講義で、全体の利益による正当化の話をしましたが、この点にも関わってきます。

また、別の問題としましては、予防がうまくいくと、予防の重要性は忘れられるという問題があります。これも予防接種が典型的ですが、予防がうまくいって感染症にかかるリスクが下がってくると、何で予防のためにわざわざワクチンを打つという犠牲を払わなければいけないのか、ということを説明するのが難しくなります。

また、次も重要な問題ですが、たとえば外出自粛に関して、自粛要請を守らなかったために感染して死んだ人というのは、原則として調べればわかりますけれども、外出自粛を守ったおかげで死ななかった人というのは、統計的にはこのぐらい死ななかっただろうと推計はできますけれども、本当に自粛のおかげで死ななかった人が誰なのかは特定できないという問題があります。別の例で言えば、自殺対策のおかげで年間の死者が三万人から二万人に減ったというとき、ではもし自殺対策をしていなかったら死んでいた一万人は誰なのか、というのが特定できないということです。予防というのは、その構造からして、悪いことが起きないようにするものであるため、利益が見えにくいのです。とくに公衆衛生のように集団に介入する場合には統計的にしか利益が表せないため、その傾向が強くなります。そうすると、怪我や病気の手術や犯罪捜査が持つ劇的な印象が、予防活動にはあまり見られないということになります。

たとえば、「科捜研の女」というテレビドラマがありますけれども、殺人などの犯罪を行った者を科学的な犯罪捜査によって探し出すという部分で、ドラマ性が出てくる。犯罪が起きれば、被害者、加害者という特定の人間が出てくるため、具体性が出て関心が持たれやすい。しかし、これが予防だとどうか。科捜研は京都府警の科学捜査研究所ですが、それとは別に、警察庁には科学警察研究所、略して「科警研」というのがあり、そこには犯罪予防研究室というところがあります。その犯罪予防研究室の研究者を主人公に「科警研の男」という番組を作ったとすると、今日も予防がうまくいったおかげで犯罪が起こらなくてよかったね、という番組を毎週毎週やらなければいけなくなって、あんまりドラマ性がないということになります。その場合にも、潜在的被害者、潜在的加害者はいるわけですが、予防がうまくいけばいくほど、彼らが顕在化することがないため、特定ができないのです。医療でも同じです。集中治療室に運ばれた患者の脳外科手術が成功するというのはドラマになりますが、健康増進活動を促進した結果、誰も脳外科手術が必要にならなかったというのはなかなかドラマになりません。このように、予防行為にはドラマ性が少ないため、その重要性が認識されにくいというのは、大きな問題であります。

最後に将来の利益やリスクに関する人々の不合理性の問題があります。最近、われわれがリスク認知等に関していかに不合理かということが、認知心理学や行動経済学といった分野で言われるわけですけれども、典型的には、夏休みの宿題を夏休み最後の日にやってしまうということがあります。私も含め、毎年、夏休みの宿題を、夏休み最後の日か始業日までかかってやっていた人は多いのではないかと思います。私の子どもは、今年はもう七月三一日に夏休みの宿題が終わっていたので、もしかするとこの子は私の子どもではないのではないかと心配になったんですが、毎年毎年、なぜもっと早く宿題を終わらせなかったのかと後悔することがままあるわけです。詳しくご説明できませんが、時間割引とか現在性バイアスといった、われわれには将来の利益やコストを割り引いて考えてしまう心理的傾向があって、予防に対して十分なコストをかけようとしない傾向があることが問題になります。

予防の構造

長くなったのでこれで最後にしたいと思いますが、先ほど少しお話した予防の構造という話をもう一度しておきたいと思います。先ほどの出口先生のお話や予防の責任の話ともつながるのですが、予防というのは科学と倫理が分かちがたく結びついた活動で、科学だけでは解決できない倫理というか価値の問題が大変重要になる領域であります。予防のためには結果の予測が必要になりますが、先ほど述べたようにこの予測の精度はさまざまな分野で年々上がってきています。ただ、ここでも重要なのは、予防の目的というのが、本当によい目的なのだろうか、という価値の問題です。

たとえば新型出生前診断（ＮＩＰＴ）という、妊婦の血液の遺伝子検査によってダウン症等の染色体異常がわかるという検査があります。この検査を受けた結果、染色体異常がわかってダウン症の子どもを産まないということが起きるとすると、ダウン症の子どもが生まれることを予防できたということになるでしょう。しかし、その避けられた事態というのは、本当に悪いものだったのだろうか、あるいは人々が悪いと考えているだけであるとか、社会の十分なサポートがないから悪い事態になっているのではないかという、そういう問題が出てきます。

また、目的がよいとしても、予防の手段のよさも問題になりえます。科学は予測を提供するだけでなく、悪い事態を防ぐためにいろいろ効率的、効果的な手段の提供もするわけですが、それが倫理的な手段と言えるかということを考える必要もあるかと思います。たとえば、すでに議論したように、その予防手段は、人々の自由を圧倒的に制約していないだろうか。または、その手段を取ると特定の人たちだけが大きなコストを支払うことにならないか。そういった自由や公平性の問題も考えなければいけないと思います。

さらに、それと関連して、手段の持つ副作用は十分に小さいかというコストについてもよく考える必要があります。これはある程度までは科学的な問題ですが、どのぐらいのコストなら許容してよいかというのは倫理の問題でもあります。たとえば、性犯罪の再犯防止のためのＧＰＳの装着とか、あるいは現代のわれわれにとって一番大きな問題として、気候変動の問題があると思います。今回のパンデミックは、これだけ被害が出ているにもかかわらずこの気候変動の問題に取り組むための練習問題にすぎないという意見もすでに出ているところで、ポスト・パンデミックの世界において、気候変動がわれわれにとって最も重要な予防すべき課題であると思いますけれども、それがなぜこんなに難しい問題なのかということをよく考える必要があるかと思います。

少し文脈が違うのですが、生活習慣病に関して世界保健機構（ＷＨＯ）のマーガレット・チャンという香港出身の事務局長（当時）が二〇一一年に言った言葉で、生活習慣病というのは、今後は発展途上国も含めて、治療費などでものすごく金銭的コストがかかるばかりか、たくさんの人が死ぬ病気であって、それは徐々にやってくるスローモーション・ディザスターだということを言いました。スローモーション・ディザスター（スローモーションの災害）というのは非常に興味深い表現だと思いますが、恐らくわれわれはスローモーション・ディザスターの対策を立てるのが非常に苦手なのではないかということを思うわけです。気候変動はまさにその好例だと思いますが、感染者が徐々に増える感染症の対策というのも似たところがあります。

こういう難しい問題に対応するためには、われわれは予防とは何かということを真剣に捉えて、どうしたら個人として、また社会として、もっとうまく予防行動ができるのかとか、われわれは何をどこまで予防すべきかとか、またわれわれはどこまでの予防の重みに耐えられるのかということを考える必要があると思います。これがポスト・パンデミックの世界における一つの課題だろうと思います。

■今回のまとめ

今回のまとめとしまして、現在のパンデミック対策にも表れている予防の思想とその倫理的問題点は、現在、防犯や防災などさまざまな領域で同時に発生していると思います。予防とは何か、どのような問題があるのかといった問いは、それぞれの具体的な領域においてはだいぶ理論化が進んできていますので、それらをまとめた一般理論が必要だというのが私の研究課題であるところですが、こういう視点がありうることをみなさんにもお伝えしておきたいと思います。重要なので繰り返しておきますが、このような予防の問題は科学と倫理が結びついており、科学だけでは解決できない問題であるため、理系か文系かにかかわらず、知恵を持ち寄って考えるべきところかと思います。人文学が何かできるとすれば、パンデミック対策を含めた予防の倫理的問題に取り組むことがその一つだと言えるでしょう。

質疑応答

それでは、質問に答えたいと思います。まず、人文学の意味に関してです。たとえば、「人が幸福に感じて生きる指針を示すことである」、あるいは「人々、集団組織、地域、国際社会が幸福に合意し、意思決定する指針を示すこと」なのではないかと。幸福については、今回の「立ち止まって、考える」のシリーズで、京都大学のこころの未来研究センターの研究者の方がたくさん話しますが、その中で幸福についての話が出てくると思いますので、ぜひ講義を聞いていただければと思います。

「危機のときのコミュニケーションの在り方について検証が必要なのではないか」。これも人文学の役割なのではないかというご指摘です。今回の講義では政策決定の透明性の話をしましたが、この科学技術コミュニケーションやリスクコミュニケーションというのも、今回、政府もメディアも含めてきちんと事後的に検証すべきところであって、その検証には人文系の研究者もぜひかかわっていただきたいと私も思います。

「個別な事象から抽象的で汎用的に考えられることを抽象して、今後の似たような危機的状況におちいった際に役立つような考え方を提示すること」。これも非常に重要だと思います。私自身も、そういうことを考えて今回のパンデミック対応に関するアーカイブの作成をやっていますけれども、やはり個別の状況、今ここで起こっていることを、歴史的な視点、あるいは普遍的な視点から見るということも人文学の重要な役割だと思います。

「人文学の役割について、どれを選ぶにしても、大前提として科学的事実に対する誠実さ、謙虚さがないとだめだと思います」。そのとおりで、科学について私も不勉強で恥ずかしいばかりですが、科学者からもいろいろなことを教えてもらって、また、科学者ともいろいろなことを議論するということは、非常に重要だと思います。現在、タコつぼ化というのが、京都大学だけではないですが、いろいろな学問で起きているので、専門知ということも重要ですが、この専門知をどのような形でまとめあげていくかということも非常に重要だと思います。

「人文学は社会全体として前進することだけを善とせず、個であること、孤独であること、「私はそう思わない」ということを大切にするという点において価値があると考えています」。これも非常に重要なご指摘で、やはり異論を唱えること、ある意味、空気を読まずに異論を唱えるということも、人文学だけではないですが、学問の重要なところではないかと思います。

次に、責任の話です。「企業が壊れやすいスマホを作っているとするとどうか」と。そうですね。企業もときどきリコールをかけたりして回収しているところですが、その場合の不具合の責任はメーカーにあると考えられるわけですし、一方で、私も自分のスマホを壊したときに無料で修理してもらったり、逆に自腹を切らされたりしたときもあるので、企業の責任という場合もあれば、自己責任というところもあるのではないかと思います。このような場合に、どこで線引きするかということも、重要な問題だと思います。また、この線引きの問題、すなわち責任を誰が引き受けるかという問題も、必ずしも科学では答えられない重要な倫理的問題ではないかと思います。

「企業の飲み会等は、断れるかどうかというのが責任を問う際に非常に重要だと思います」。そうですね。とくに感染症などに関しては、先ほど言いましたように、感染経路がそもそもはっきりしない場合がある。また、知識を持っているのかどうかはっきりしない場合が多い。さらに、回避可能か、企業の飲み会のように、強制か自発的か曖昧な場合も多いので、合理的な範囲で回避できたのかという問題があります。ですので、一般的にいえば、感染症についての自己責任というのは、コロナパーティーのように例外的には問えそうな場合があっても、自己責任が問える場合というのはほとんどないから、自己責任は一般的には問わないようにしようという議論というのは十分ありうると思います。ただ、学問的に突き詰めて考えると、例外的ではあるとはいえ、自己責任というのを問える可能性があるかもしれない。そのときに、責任を問わないのはなぜかというのが、私の問題関心になります。

「誰にも責任はないのではないか」。これは非常によい意見ですが、やはり誰にも責任はないという立場を一貫させるのが難しい。たとえば自動車事故が起きたときに、誰にも責任はないとわれわれは言わないわけであります。やはり責任の所在を考えるべきときがあるかと思います。また、たとえば今、空からいきなり隕石が飛んできて、ここにいる人たちみんなが死んだときに、それに誰かが責任を負うというのは、隕石の飛来が早めに予測されていた場合は違いますけれども、ほぼ無理だと思います。しかし、現在、いろいろな領域においてそうした予測というのがある程度正確になってきている以上、誰にもまったく責任はないというのがなかなか難しいのではないかなと思います。

「知識と別行為可能性と言われると、それを考える当人の資質が問題になってくるのでは」。そのとおりでありまして、判断能力がなくてそもそも責任を問えない人というのもいるわけであります。たとえば重度の知的障害を持っているとか、重度の認知症の人にはその行為に関して責任を問えない。このときは責任が問えない可能性があるわけです。ただし、そのときにも、たとえば行政に責任があったはずだとか、そういったことは考えられるわけです。

「生きていくうえでは待ったなしの行動と決断の繰り返しですが、倫理を考えるうえでは最も何を大事に心がけるべきでしょうか。複数の選択肢を挙げること、複数のメンバーで決定すること、決定を絶対的なものだと決めつけないこと?」。これは難しい質問です。普段は原則に従ってとか、ルールを先に作っておいて、そのルールに従って生きるということが重要で、たとえば緊急事態においては、緊急事態の前に作ったルール、たとえばトリアージのルール等に従って生きるということが重要だと思いますが、時間に余裕のあるとき、十分に議論できるときには、ご指摘のように、十分に選択肢を考えたうえで、その中で最も望ましい行為というのを選ぶべきなのではないかと思います。簡単にお答えできないので、このぐらいにしておきたいと思います。

「いろいろな事案を考えるときに、いろいろなケースやバックグラウンドを考える必要があると思いました。が、そこに時間というラインが迫ってくると思います。そのせめぎ合いにどうやって折り合いをつけるのがいいか、先生はどう思われますか」。これも今のご質問と似ていますけれども、時間があるときには十分に議論して考えるが、時間のないときには、すでに決まったルールに従うというのは、倫理学等でもよく言われている重要な一般的なルールなのではないかなと思います。また先ほどの責任の話のところでありましたように、知識をたくさん持っている人や集団、たとえば政治、行政の人々、そしていろいろな対策や行動が取れる人々というのが、やはり多くの責任を負うのではないかと思います。

最後です。「予防もどういう人を守るための予防かということで、予防の意味も変わってくるように思います。高齢者、未成年者と、普通の判断能力がある大人への予防対策で、自由な他者が受けるべき不利益は異なるように思います。その意味では、ニューヨークのクオモ州知事の何より高齢者を守ろうという姿勢は正しかったというか説得力がありました」。おっしゃるとおりで、予防の目的をどこに持ってくるかという問題があります。先ほど、そのような予防の目的の一つとして一人でも多くの人を助けるという話をしましたけれども、それも日本全体の話なのか、あるいは世界全体なのかといったことも考えるべきかなと思います。グローバル・ジャスティスの話は今回できませんでしたけれども、予防の目的をどこに設定するかというのは非常に重要で、われわれは、ややもすれば近視眼的に、自分の周りだけ助かればいいと思うときもあるかもしれませんけれども、社会全体で予防の目的について議論して、誰を優先的に助けるのか、何をしたらいいのか、何を守りたいのか、またそのためにどこまでの不利益を我慢する用意があるのかということを考える必要があると思います。[19]

今回はこれで終わりにしたいと思います。本当にみなさん、これまでありがとうございました。またお会いできればと思います。それでは、さようなら。

補講　パンデミックの倫理学　一年後…

2021年8月15日

それでは講義を始めたいと思います。文学研究科准教授の児玉聡です。タイトルは「パンデミックの倫理学 一年後…」ということで、ダニー・ボイル監督の『28週後…』というゾンビ映画や、『彼岸島 48日後…』というマンガもありますが、ちょうど一年前ぐらいに「パンデミックの倫理学」という全五回の講義をしましたが、今回はそれから一年経って、今何を考えるべきかについて、お話をしたいと思います。

■二〇二〇年八月からの一年間の出来事

それでは早速、新型コロナウイルス感染症（COVID-19）のパンデミックに関して、去年の八月から一年間で起きたことについて少し考えてみたいと思います。本日が二〇二一年八月一五日で、前回の講義の最後が二〇二〇年の八月二日だったかと思いますが、ほぼ一年の間にどんなことが起きたかということで、ごくごくかいつまんで考えてみたいと思います。

昨年の今頃はどんな感じだったかと言いますと、このCOVID-19のパンデミックで、日本の感染者は約五万人、死者は約一〇〇〇人というぐらいでした。世界の状況も見ますと、感染者が約二〇〇〇万人、死者が約七六万人というぐらいでした。それが一年間経ってどうなったかと言いますと、今年の八月中旬の時点で、日本の感染者は約一〇八万人で、一年前の二〇倍ぐらい。死者は二〇倍には増えておらず、約一万五〇〇〇人ということになっております。世界の方を見ますと、世界では感染者が約二億人で約一〇倍、死者が約四三〇万人で約六倍ということになっています。[1] もちろんこれは公式に感染や死亡が確認された数であって、実態を完全に把握できているわけではないと思いますけれども、このような風に、一年の間にたくさんの人が感染して、また、多くの方が亡くなっているという状況であります。

また、緊急事態宣言というのは去年二〇二〇年の四月から五月末ぐらいまであったと思いますが、今年に入ってからの東京について考えますと、二度目（一月～三月）、三度目（四月～六月）、そして現在（七月～）、四度目の緊急事態宣言が発出されているわけであります。こう見ますと、今年に入って、東京ではほとんどずっと緊急事態宣言下にあるということになるかと思います。

さらに、やはり大きな問題となったのは、アルファ株、デルタ株、ラムダ株などの変異株が次々と登場したということがあります。もともとアルファ株は、イギリスのケント州で最初に特定されたものとして出てきたかと思います。また、デルタ株はインドで最初に特定されたものとして出てきたかと思います。ただ、イギリス株、またインド株とか言うと、株式市場と勘違いして、早めに買っておいた方がよいのではないか、みたいな話になりかねないので、ということではなく、ヘイトクライムとか差別を生み出すことになりかねないということで、WHOが今年の五月末ぐらいに、ギリシャ文字で呼ぼうということになって、アルファ、ベータ、カッパ、デルタなどとなっています。現在ラムダ株まで出てきていると思いますが、これもずっと進んでオメガになったらどうするのだろうと気になっていますが、いずれにせよたくさんの変異株が出てきて、とくにデルタ株がかなり感染力が高いというので大きな問題になっているというのは、みなさん、ご存知のとおりです。[2]

最後に、よいニュースとしましては、ワクチンの開発が急速に進んだということがあります。それまでのワクチン開発の歴史において例を見ないぐらいのスピードで、ファイザー、アストラゼネカ、モデルナなどのワクチンが開発されていきました。現在、日本においてもワクチン接種が進んでいるというのはご存知のとおりです。

もっと細かいところについては、いろいろありますし、今回は言及しませんが、オリンピック・パラリンピックなどもあるわけでありますけれども、大きく見ますと、こういう形で一年の間にパンデミックやその対応が進展してきたということになります。

■パンデミック対策のＥＬＳＩ

それで私自身は何をしていたかと言いますと、科学技術振興機構（ＪＳＴ）の一部門である社会技術研究開発センター（RISTEX）というところから、昨年八月以降の一年間、研究費をもらってパンデミックの倫理に関する研究を行っていました[3]。

今、COVID-19パンデミックを巨大な雨雲に擬えてみます（図1）。感染症はそこから降る雨のようなものです。すると、人々がその雨に濡れないように、もちろん個人でもいろいろ工夫するわけですが、政府は保健・医療、科学・技術、法律・政策をいわば大きな「傘」として用いることによって、このパンデミックによる被害を極力小さくするために対策を取るわけです。しかし、その傘にも穴が空いているというか弊害があって、いわゆるＥＬＳＩと呼ばれる倫理的・法的・社会的課題（ethical, legal, social implications あるいは issues）が生じるというわけです。なお、この図にある「トランスサイエンス問題」とは、「科学が問うことはできるが、科学だけでは答えられない問題」のことを指します。ここでは、パンデミックおよびその対応がもたらすＥＬＳＩは、自然科学・生命科学の知見のみでは解決できないとい

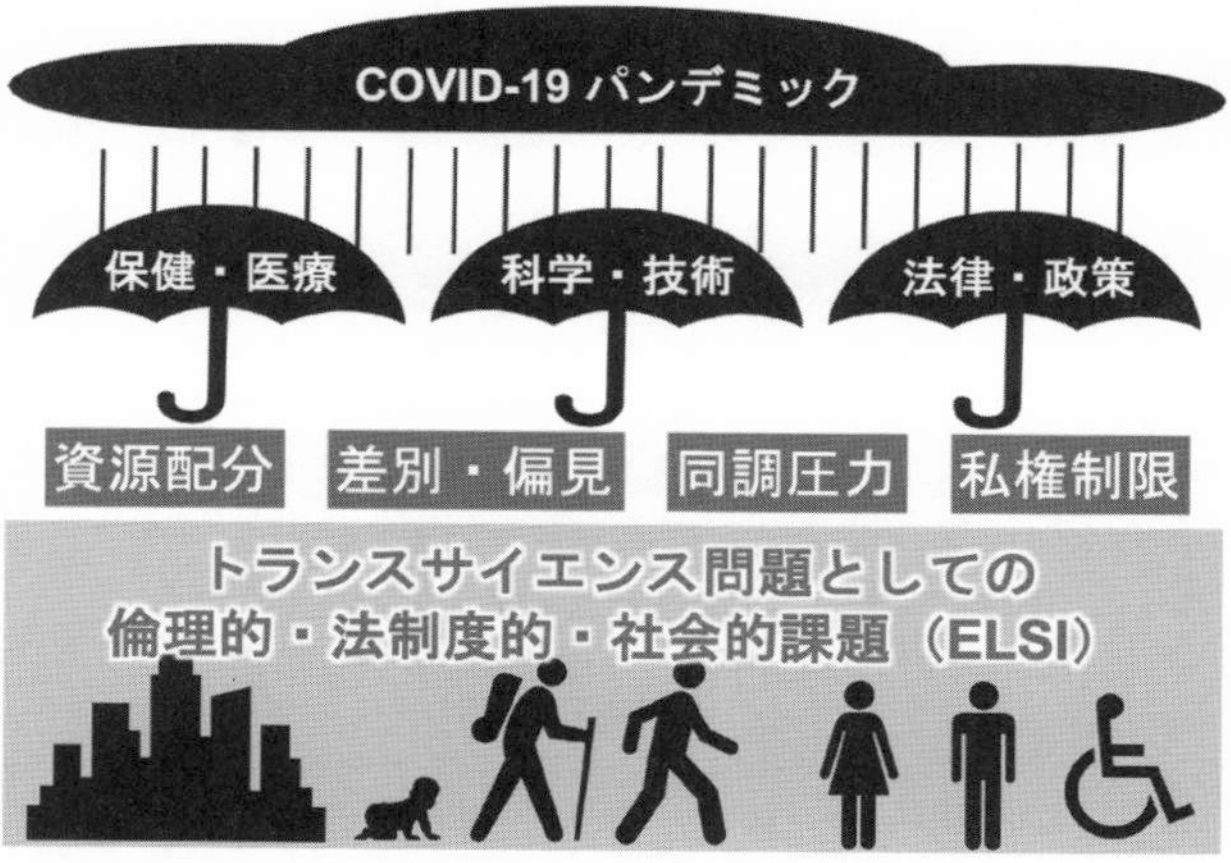

図１　トランスサイエンス問題としてのパンデミック

うことです。

そのようなＥＬＳＩの一例としましては、医療資源の配分の問題があります。医療によって検査や治療を行うわけですが、現在も、逼迫している医療資源をどう配分するかという問題が起きています。あるいは法律によって感染拡大を抑えようとすることに伴い、差別や偏見の問題も出てきます。また、去年も問題にした同調圧力の問題や、あるいはプライバシーや個人の移動の自由など、私権の制限といった問題も生じるわけです。こういった問題が、倫理学あるいは広くは人文学や社会科学が取り組むべき問題としてであると思っております。

パンデミック対策に伴うＥＬＳＩの問題は、ここ一年で、本当にたくさん出てきました。たとえば緊急事態宣言に伴うさまざまな問題だとか、ワクチンの優先接種の話、COCOAのような接触者追跡アプリの問題などがあります。海外でも似たような問題が議論になりましたし、また、過去の感染症に関しても今回といろいろな共通する問題もあったかと思います。われわれはやはり過去の経験から学ぶ必要があり、また今回のパンデミックの教訓を将来に伝える必要もあると思いますが、そのさいにはCOVID-19の科学的側面だけではなく、COVID-19という感染症への対策が生み出すＥＬＳＩについてもよく整理する必要があると考えております。そこで、感染症ＥＬＳＩアーカイブ化の取り組みということで、今回のパンデミック等で生じる倫理的・法的・社会的課題を整理していくための作業の場所として、昨年も紹介したと思いますが、次のウェブサイト（pandemic-philosophy.com）を運営しております。現在（二〇二一年八月）、研究費がちょうど途切れているのであまり研究が進んでないのですが、よろしければ、ぜひこのウェブサイトも見ていただければと思います。

さて、今回のパンデミックに関連して、昨年八月以降に起きた倫理的問題のすべてを取り扱うことはできませんが、本日の講義では、これまで研究してきた問題の中でも、次の二つの問題について考えてみたいと思います。一つ目はワクチン関連の問題で、ワクチン優先接種の話とワクチンパスポートの話をしたいと思います。二つ目は「緊急事態」というものをどう考えるかという問題で、より強権的なというか、罰則つきのロックダウンの是非というのと、感染症と災害の関係について少しお話したいと思います。

■ワクチン関連の問題

まずワクチン関連の問題について話します。日本におけるワクチン関連の重要な出来事について、ごくごく簡単に年表を作ってみました（表1）。

二〇二〇年に海外でワクチンの開発が急速に進みまして、一二月には、イギリスやアメリカでは早々に

表1　日本におけるCOVID-19ワクチン関連の重要な出来事

2020年12月	コロナワクチン無料接種（改正予防接種法）
2021年2月	ファイザー製ワクチン承認 医療従事者から先行接種開始
4月	高齢者優先接種開始（集団接種と個別接種）
5月	自衛隊を用いた大規模接種開始 →　地方自治体と国の二重行政
6月	企業・大学で職域接種開始 →　ワクチン供給不足に

ワクチンの接種が始まりました。その頃、日本ではまだワクチンの薬事承認がなされていませんでしたが、国会で改正予防接種法が成立して、コロナワクチンが無料接種になることが決まりました。みなさんの中にもすでに無料で受けたという方がいらっしゃるかと思います。二〇二一年二月にはファイザー製のワクチンが厚生労働省によって承認されまして、その翌日から、医療従事者対象の先行接種が開始しました。また、四月からは高齢者の優先接種が開始しました。もともとは高齢者を区民センターなどに集めて集団接種を行うと言っていたのですが、病院や診療所での個別接種もやるということで、少し混乱がありましたけれども、六五歳以上の高齢者から接種が開始しました。

しかし、なかなか接種が進まないというので、五月には自衛隊を用いた大規模接種が東京と大阪で開始されました。予防接種は基本的に地方自治体（市町村）が実施するわけですが、この大規模接種は、国が行うというので、希望者は防衛省のウェブサイトに予約を入れてやるということになりました。これにより、地方自治体と国の二重行政という形で、予約が二カ所で、地方自治体と国の両方でできるということになり、二重予約のような混乱があったというのはご存知のとおりかと思います。[4]

ところが、それでもまだ進まないというので、六月には企業や大学でも予防接種を行うという方針を政府が打ち出し、職域接種が開始されました。私も実は職域接種で、京都大学の大学病院でワクチンを七月と八月で二回受けました。しかし、職域接種を始めたとたん、モデルナワクチンが足りなくなったということで、ワクチンが供給不足になって職域接種や自治体の大規模接種が一部止まった状態になっています。こうしたいろいろな混乱がありつつも、高齢者を中心に予防接種が進んでいると言えます。[5]

■ワクチンの優先接種と公平性

そのワクチン接種に関して、倫理学として問題にしたい一つ目の点としまして、優先接種と公平性という問題があります。とくに今回言及したいのが、自治体首長の優先接種の問題というのが五月ぐらいにありました。覚えていらっしゃる方もいるかと思いますが、地方自治体の市区町村の長が、その中には高齢の人もそうでない人もいるわけですが、たとえば六〇代ではあるけれどもまだ高齢者になっていない首長が、ワクチン接種予約にキャンセルがあったので代わりに受けたとか、あるいは、首長もワクチンの接種会場を仕切っているから医療従事者に準じるのだということで、優先的に接種を受けたということがいろいろなところで起きました。[6] さらに、国会議員も優先的に接種がなされるべきではないかという議論もありました。これは自民党の佐藤勉総務会長の言葉ですが、「大事な議論をしている国会議員が打っていないということ自体、危機管理上おかしい」のではないかというコメントをしたということです。[7]

みなさんはどう思いますか。そこで質問ですが、政治家はワクチン接種が優先されてしかるべきだと思いますか。政治家もワクチン接種の優先順位を高くしてよいと思いますか。どのくらい高くするかという

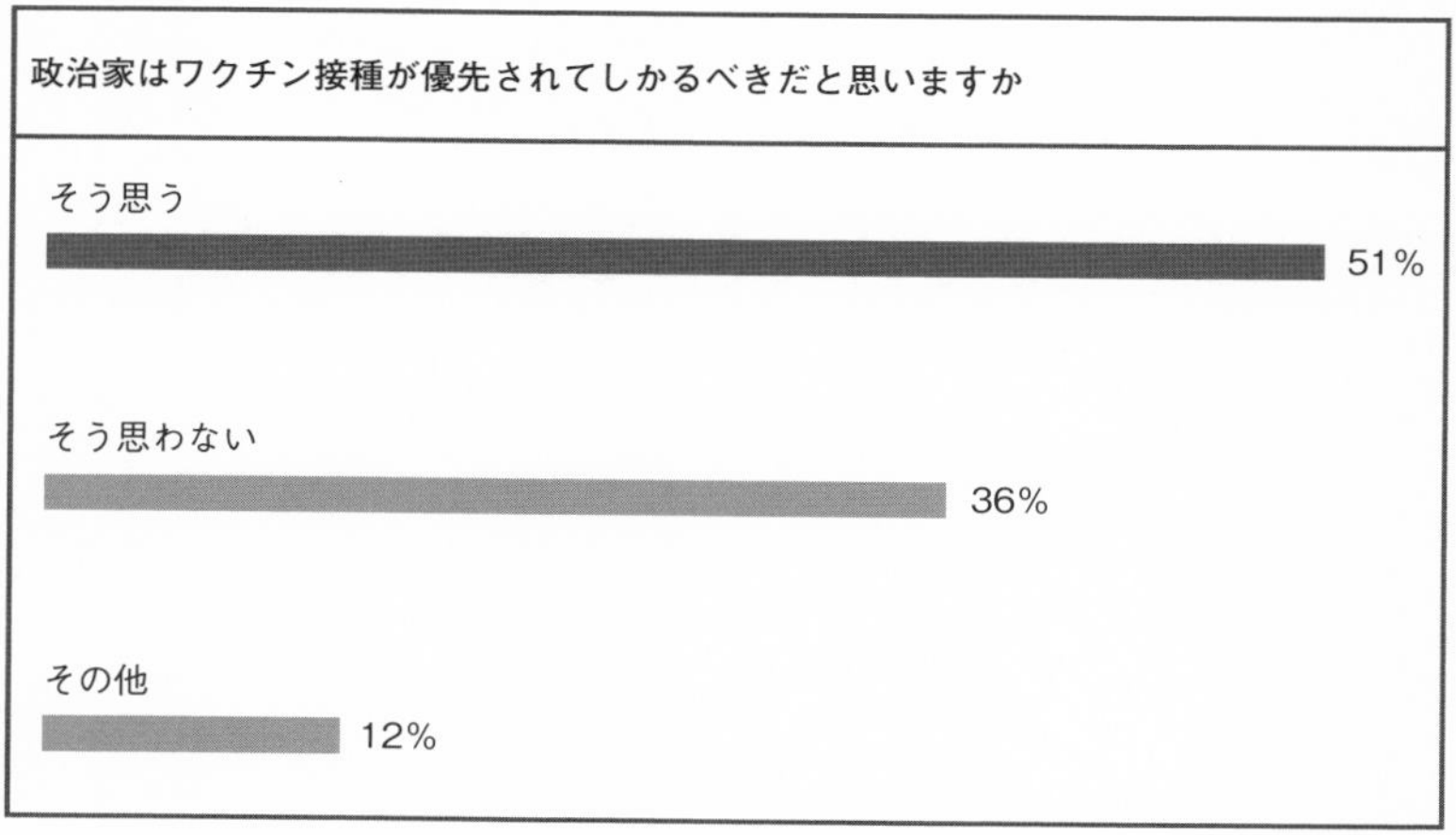
政治家はワクチン接種が優先されてしかるべきだと思いますか
そう思う
51%
そう思わない
36%
その他
12%

のは置いておいて、他の人よりも優先してもよいと思いますかということです。一番が「そう思う」、二番が「そう思わない」、三番が「その他」で、コメントはチャット欄にお書きいただければと思います。ぜひぽちっと投票していただければと思います。

［YouTube で投票を実施］

ありがとうございます。もうさっそく一〇〇票ぐらい出てきていて、「そう思う」が五四パーセント、「そう思わない」が三六パーセント、「その他」が一〇パーセントということになっています。結構「そう思う」が多いということが私には特徴的だなと思います。と言っているとだんだん減ってきましたけれども、「そう思う」が五一パーセント、「そう思わない」が三六パーセント、「その他」が一二パーセントとなっています。その他の方は、ぜひチャット欄にどうぞ。質問等でも結構です。

政治家の優先接種、私もやってもいいのではないかと思い

表2 「新型コロナワクチンQ＆A」におけるワクチン接種の優先順位

Q. 接種はどのような優先順位で行われるのですか。

A. まずは医療従事者、次に高齢者、その次に基礎疾患を有する者や高齢者施設等の従事者、という順で行います。

新型コロナワクチンの接種については、重症化リスクの大きさや医療提供体制の確保等を踏まえ、

(1) まずは、医療従事者等

(2) 次に、高齢者（令和3年度（2021年度）中に65歳に達する、昭和32年4月1日以前に生まれた方）

(3) その次に、基礎疾患を有する者、高齢者施設等の従事者

という形で、順次接種できるようにすることを、政府の分科会（※）での議論を経て決定しました。

（※）令和3年2月9日 第24回新型コロナウイルス感染症対策分科会

ますが、プロセス、手続的正義ということが問題になるかと思うので、その話をしたいと思います。もともと優先接種の話は、二〇二〇年の七月から政府の新型コロナウイルス感染症対策分科会で始まっており、二〇二〇年一二月にワクチンの優先順位が示されました。これが一二月二五日のことで、そのあとパブリックコメントがあったので、最終版の確定は少し先の二月になりますけれども、基本的には一二月二五日に優先順位が決定されています。[8] そのときの決定順位は、医療従事者、高齢者、基礎疾患を持つ者、及び高齢者施設の職員という順番になりました。このときには、政治家とか、いわゆるエッセンシャルワーカー、社会機能維持者と呼ばれる人たちは入らないという形で決定しました。その後にパブコメも実施されまして（正確には二〇二〇年一二月二四日から二〇二一年一月一二日）、二月には最終版が作られたわけです。表2は、厚労省のウェブサイトにある「新型コロナワクチンQ&A」の応答で、現在もこの優先順位が公式の見解であることがわかります。[9]

それで、やはりパブコメでは、エッセンシャルワーカーを優先した方がよいのではないかという意見があったのですが、そ

れに対して、この分科会は次のように答えています。「全国民分を確保したワクチンを国民全体に円滑かつ早期に接種するためには、接種体制は簡素かつ効率的なものとする必要があることから、エッセンシャル・ワーカー等を含め、業務や業種による順位付けを行うことはしません」という風に、専門部会としての見解を示したわけです。[10] エッセンシャルワーカーを優先するというと、誰がエッセンシャルワーカーだとか、接種前にその証明をすることが必要になってくるので、その手間を考えると高齢者から順にするのがよいということです。イギリスも同じようにしていたと思いますけれども、[11] 効率の点からすると、大量にワクチンを接種するには、高齢者から順々に打っていった方が早いということで、そう判断したのだと思います。

ですので、パブコメを経て分科会で二〇二一年二月にこのように決まったので、もし先ほどの自民党の国会議員の意見のようなものがあれば、それまでに問題提起するべきであって、あるいは、一度決まった優先順位を改定するのであれば、しっかり議論をしたうえでそうすることが必要なのではないかと思います。しかし、現実には、この優先順位の話は、次に見ますように、きちんと議論がなされないまま、なし崩し的に変更されていったように思います。

■優先順位のなし崩し的変更

さて、厚労省が作っている資料で、地方自治体が実際にワクチン接種の業務をする際のマニュアルとなる「新型コロナウイルス感染症に係る予防接種の実施に関する手引き」というものがあります。第1版は二〇二一年一月一八日に出ていると思いますけれども、二月一二日に上記の接種順位の決定を反映した第1.1版が出され、二月二四日には第2版、三月一二日には2.1版が出されています。この2.1版を見てみますと、接種順位についての表があり、先に見ましたように、一番が医療従事者、二番が高齢者、三番が基礎疾患を有する者と、高齢者施設等の従事者、また基本的にそれと並行してということだと思いますけれども、六〇歳から六四歳の者も三番になっており、最後に四番が上記以外の者になっています。[12] 厚労省はこういう順番でやりますよといって、地方自治体にも配っていたわけですね。手引きでは医療従事者や基礎疾患の種類などについて詳細な説明があります。また、表のあとに小さい注があるのですが、この時点ではとくに重要なことは何も書いてありません。一つあるとすれば、一番下の注で、三番の高齢者施設の従事者と、六〇歳から六四歳の者の接種順位は並列であるが、六〇〜六四歳の者についてはワクチンの供給量によると書いてあるぐらいでしょうか。

これが三月一二日の手引きなのですが、このあと、菅首相（当時）が日米首脳会談のための訪米の前にワクチン接種を行います。これが三月一六日です。新聞に出ていた首相のコメントでは、「痛そうだったが、そんなに痛くもなかった」という何とも味わい深いコメントが掲載されています。[13] しかし、ここで疑問に思うことは、首相は先ほどの優先順位の中には入っていないのではないか、ということです。菅首相は本年七二歳で高齢者であることは間違いないのですが、高齢者は、当時の予定では四月以降にワクチン接種が予定されており、三月一六日にしているのはおかしいのではないか、と。これは実際ウェブ等でも、当時、少し議論があったかと思います。

そうこうしていると、四月一五日に2.2版が出されます。先ほど見たように、三月一二日に2.1版が出されたので、その次の版ということになります。この2.2版の接種順位のところを見ますと、新たに注が一つ挿入されています。ここについて、公の場で議論された形跡はないように思うのですが、※印で次のように書いてあります。「内閣総理大臣等が相手国に渡航し外交交渉を行うに際し、相手国との外交上の特別の事情により、渡航前に予防接種を行う必要があると認められる政府代表団の一員（ただし、職務内容に照らし必要最小限の人員に限る。）」とあります。[14] 先ほど見ましたように、菅首相はバイデン大統領と会談するためにアメリカに行ったわけですが、三月一二日の2.1版の手引が出されたあとに、一六日に予防接種を受けて、四月にはこのような後づけとしか見えないような形で注が付け加えられたわけです。ジョージ・オーウェルの小説で『動物農場』というのがありますけれども、すべての動物は平等だが、一部の動物は「より平等である」という、あの動物農場の話を彷彿とさせるような文言が付いたわけであります。

そのあと、五月三一日に出された第3版ではオリンピックの話があって、これについては、五月一八日に厚労省の健康局長からの通知もあって、ある程度議論があったことが窺われますけれども、オリンピック・パラリンピックに関係する日本の選手団については、大会開催前のしかるべき時期に予防接種を行うことができるという追加も行われています。現時点での最新版（第4版）を見る限りは、他に重要なものは追加されていません。[15]

ただ、改めて時系列的に考えてみますと、この手引で優先的な接種順位の表が記載されてから、大規模接種や職域接種等の動きがあって、もうあまりこの優先接種の順位がきちんと守られているようには見えず、もう何でもありというか、とにかく接種率を上げることが重要だということで最初に決めた順番を気にせず早い者勝ちで接種しているような印象を受けます[16]。菅首相が訪米前にワクチン接種を受けるというのについては、ある意味では、対面での活動が避けられない国会議員クラスの政治家が優先的にワクチン接種を受けるのは当然といえば当然で、私もそれでもよいと思います。しかし政治家が優先的に受けるべきかどうかというのは事前に十分に議論をしておくべきだったことなのではないかと思います。政治家を含むエッセンシャルワーカーの人たちは優先しないと先に決めておいて、後から政治家だけ優先的に受けるというとやはり不公平だということになりますので、政治家が優先接種を受けるべきだというのであれば、世論を恐れずに早くから公に議論すべきだったのではないかと思います。

ですから、この件に関する結論を述べておきますと、政治家を含め、エッセンシャルワーカーを優先すべきかどうかをあらかじめ十分に議論しておくべきであり、一旦優先しないと決めたなら、それに従うか、あるいは、その規則を適切なプロセスを経て改正すべきだと考えられます。不透明な仕方で例外規定を追加するのは手続的正義に反するという問題があります。昨年の講義でも何度か述べたかと思いますが、手続的正義を重視するということが優先順位の決定においては重要ではないかと思います。優先順位を公的に決めたあとに、国会議員が優先されないのはおかしいと言いだしたり、ルールを変えたりするのは、後出しじゃんけんみたいなもので、後出しじゃんけんが不公平だというのと同じ仕方で不公平だと考えられます。

■ワクチンパスポートについて

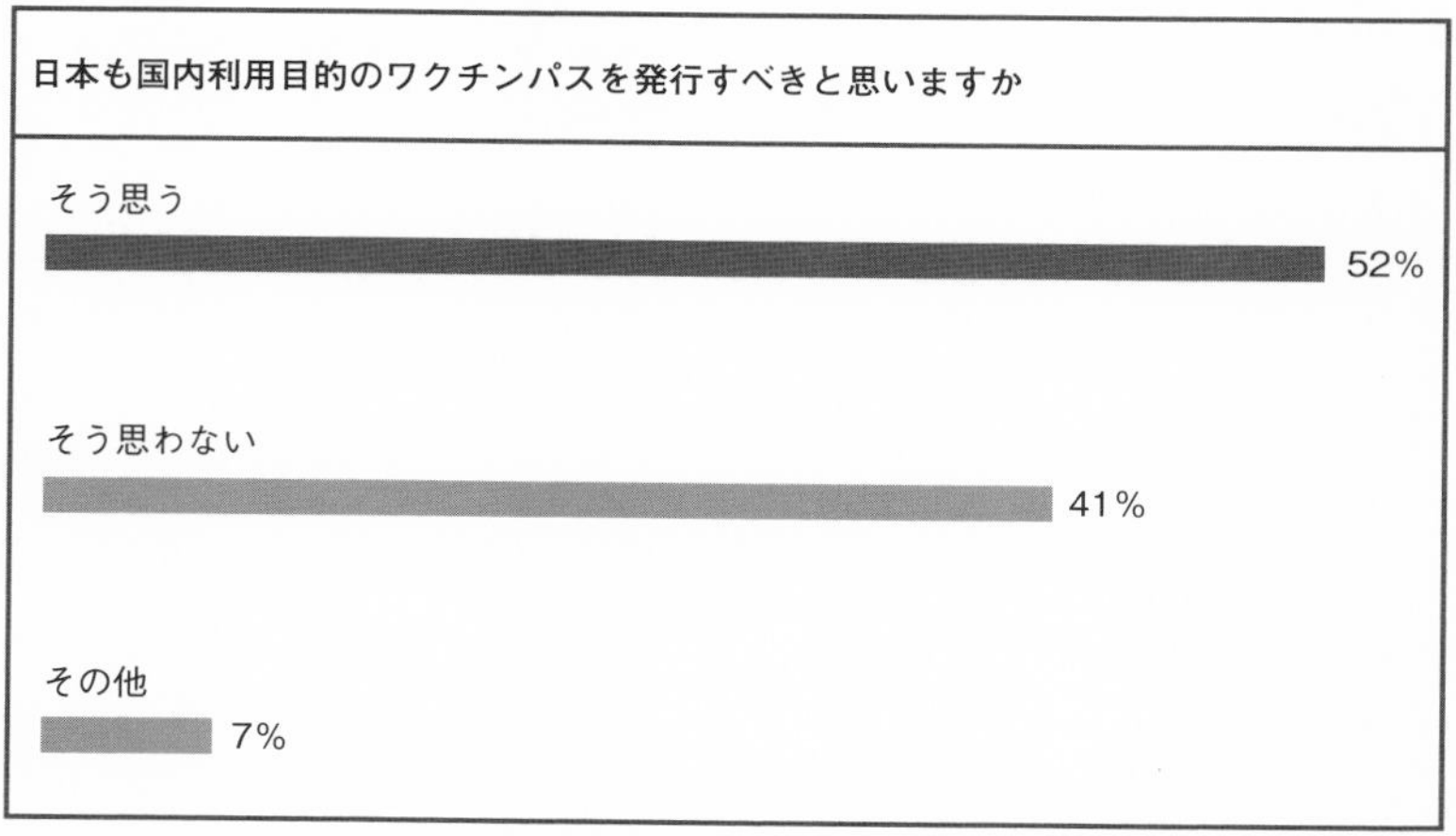
日本も国内利用目的のワクチンパスを発行すべきと思いますか
そう思う
52%
そう思わない
41%
その他
7%

次はワクチンパスポートの是非についてです。ワクチンパスポートの話も現在進行形で議論になっているかと思います。ワクチンパスポートには大きく二つの目的があって、一つは海外渡航の際の接種証明です。海外渡航の際に予防接種を受けている必要があるというのは以前からもあったため、これは比較的問題が少ないのではないかと思います。より大きな問題となるのは国内利用です。国内で、たとえば飲食店や娯楽施設の入場許可とか、あるいは宿泊施設等に関して優遇が受けられるというのがワクチンパスポートの利用法になるかと思います。ご存知のように経団連も経済の活性化のために早くやるべきだと主張しております。[17]

ワクチンパスポートは名称がしばしば問題になりますので最初に言及しておきますが、海外等で使われているワクチンパスポートは、ワクチンだけではなくて、たとえばPCR検査とか抗原検査などによる陰性証明も兼ねている場合が多いです。その場合にはワクチンに限定されないので、ワクチンパスポートという呼称がよいかどうかというのが一つの問題になります。たとえばEUとかイスラエルではグリーンパスという言葉が使われていますし、フランスでは健康パス（衛生パス）、ニューヨークではエクセルシオール・パスと、喫茶店みたいな名前のパスとか、いろいろな名前があります[18]。

ここで質問ですが、日本も国内利用目的のワクチンパスを発行すべきと思いますかという質問をみなさんに尋ねてみたいと思います。このような国内でのワクチンパスを発行すべきか。一番、そう思う。二番、そう思わない。三番、その他で、ご意見はチャット欄にどうぞということでお願いします。

［YouTubeで投票を実施］

はい、よろしいですかね。現時点で、そう思うが五二パーセント、そう思わないが四一パーセント。結構拮抗していますね。その他が七パーセントになっています。

■ワクチンパスポートの利点と欠点

私は国内利用のワクチンパスを導入してもよいと思っていますが、いろいろ課題もあるかと思います[19]。ワクチンパスの一つ目の利点としましては、経団連が望んでいるように、ワクチンパスの導入によって、より多くの人々が、より安全な形で外に出ることができ、経済活動の活性化に貢献できるのではないか、ということです。ただし、この点に関する一つの問題としましては、日本ではもともと外出制限が厳しくないということがあります。ですので、仮にワクチンパスを発行しても、持っている人と持っていない人で、できること、できないことに違いがあまりない可能性があると思います。そうすると、ワクチンパスを導入してもあまりその効果がない可能性もあります。これが、あとでもう一度言いますが、一つの大きな問題かと思います。

また、ワクチン接種を促す誘因になるという点も利点として挙げられます。ワクチンパスでいろいろな優遇が受けられれば、後でも説明する「ナッジ」として作用して、じゃあワクチン接種を受けておこうかという誘因にもなるというわけです。

それに対して欠点としましては、いろいろあるのですが、一つには、やはりワクチンを受けられない人、アナフィラキシーショックだとか免疫上の問題がある方などでワクチンを受けられない人や、また現在では未成年の多く、とくに一二歳以下の未成年はワクチンを受けられないため、そうした未成年や、小さな子どもを持っている家族等には不公平になりうるという問題もあるかと思います。

あともう一つは、ＰＣＲ検査や抗原検査の利用可能性の問題です。日本ではウイルス検査が簡単に受けられないため、ワクチンを受けられない人にとっては、いっそう不公平になりうると思います。これは、たとえばイギリスでは抗原検査がぱっと受けられて三〇分で結果がわかる、と。[20] そうすると、ワクチンを受けられない人でも検査をして三〇分ほど待てばお店等に入れるということになるのですが、日本ではそこまで進んでいないため、より不公平になるおそれがあるかと思います。ワクチンパスを導入する場合は、こうした欠点をいかに緩和するかが問題になると考えられます。

京都駅	
感染拡大前比	-33.1 %
緊急事態宣言（1）前比	+25.7 %
緊急事態宣言（2）前比	+8.2 %
前年同月比	-6.0 %
前日比	-14.1 %

四条河原町付近	
感染拡大前比	-2.6 %
緊急事態宣言（1）前比	+39.9 %
緊急事態宣言（2）前比	+18.0 %
前年同月比	-10.5 %
前日比	-7.9 %

図２　京都駅、四条河原町付近の人口増減率（NTT ドコモ モバイル空間統計より）

■ 緊急事態の問題

次に、緊急事態をめぐる問題について簡単にお話したいと思います。みなさんご存知のとおり、現在日本はパンデミックの正念場、この表現が日本語として適切かはわかりませんけれども、現在、COVID-19の感染拡大を抑えられるかどうかの正念場にあると言われているところであります。二〇二一年八月一三日の東京都の一日の感染者数は五七七三人、全国でも二万三六六人ということで、翌日の一四日も、やはり東京は感染者は五〇〇〇人超えをしたということでありました。

この感染拡大の一因としては、デルタ株の感染力の高さがあります。本当にデルタ株というのは恐ろしい変異で、生物進化のすごさを思い知らされますけれども、以前のウイルスに比べて、デルタ株の感染力が非常に高いということがあるかと思います。ワクチンも二回接種率を見ますと、八月一二日現在で高齢者が八三・四パーセント、全人口で三六・五パーセントがワクチン接種をしているわけですが、ワクチンを接種した人が感染する「ブレークスルー感染」も少数ありつつ、デルタ株の感染が拡大しているという状況かと思います。

もう一つは、やはり緊急事態宣言慣れ、あるいは緊急事態慣れと言うべきかもしれませんが、その問題もあるかと思います。もう今では、多くの人にとっては、「なんちゃって緊急事態」ということになっているのではないかと思います。たとえば、京都府知事が、現状のまん防（まん延防止等重点措置）から緊急事態に移行するかどうかを検討した結果、緊急事態もまん防もそれほど内容が変わらないから、国に対して京都府でも緊急事態宣言を出すよう要請しなかったということを言っていましたけれども、[21]その話からも推して知られるように、あまり緊急事態というのが、緊急事態らしくない、つまりあまり強制力がなくてまん防と比べて強い対策とは言えないということが問題になっているのではないかと思います。

京都を例に取りますが、現在の京都駅や四条河原町付近の人口増減率を見ますと、人流という言葉が今はやっていますけれども、感染拡大前の二〇二〇年の一月、二月ぐらいに比べると人流は減っていますけれども、最初の緊急事態宣言が出た去年の四月頃とか、二回目の緊急事態宣言が出された今年の一月ぐらいに比べると、人流は減っておらず、むしろ増えているということになります（図2）。これは二〇二一年八月一四日のデータです。細かいことを言えば、金曜日か土曜日かという違いもあると思いますが、京都は現在はまん防ですが、現時点においてまん防はあまり効果がないのではないかと思われるところであります。

■ロックダウンの是非

そこで、もう打つ手がないのではないかと、かなり悲観的になってくるところですが、どうしたらよいか考える必要があります。一つはやはり（ハード）ロックダウン、罰則つきの外出制限を法制化すべきかどうかを議論すべきではないかという意見が出てきていますが、私もそのように思っているところであります。

これはわれわれの研究の一環として、京都大学文学研究科の大学院生に作ってもらった、日本、台湾、韓国の罰則規定についての比較です（表3）[22]。詳しく説明できませんけれども、入院措置に違反したり、感染者が隔離から逃げ出したり、検査に応じる義務に違反したり、外出制限を守らなかったり等々で、台湾や韓国では日本円に換算してこのぐらいの罰金があるわけですが、外出制限に関しては、見たとおり日本は罰則はありません。他のいろいろな点についても罰則がなく、緩い状況になっております。イギリスの規制については第四講で説明しましたが、今回、イギリスとかアメリカ、フランスではなくわざわざ台湾、韓国にしたのは、他のアジア諸国と比較するというのも重要と思われるからです。

さて、そこでみなさんにご質問してみたいと思います。日本は台湾や韓国や他の諸外国のように、違反に対して罰則を科すようなロックダウンをできるように法制化すべきだと思いますか。一番、そう思う。二番、そう思わない。三番、その他、これはチャット欄にご意見お願いできればと思います。

［YouTube で投票を実施］

表３　日本、台湾、韓国の罰則規定についての比較

	日本	台湾	韓国
入院措置	50 万円以下	22 万 8 千円以上 114 万円以下	100 万円以下
感染者の隔離		76 万円以上 380 万以下	100 万円以下
検査に応じる義務		76 万円以上 380 万以下	30 万円以下
外出制限		76 万円以上 380 万以下	30 万円以下
営業の停止	20 万～ 30 万円 以下	22 万 8 千円以上 114 万円	30 万円以下
就業制限	50 万円以下	3 万 8 千円以上 5 万 7 千円以下	30 万円以下
集会の制限		22 万 8 千円以上 114 万円	1 万円以下
検疫による隔離	50 万円以下	76 万円以上 380 万円以下	100 万円以下
検疫による停留	50 万円以下	38 万円以上 100 万円以下	100 万円以下
マスク着用		約 1 万 1 千円以上 5 万 7 千円以下	30 万円以下

日本は台湾や韓国や他の諸外国のように、違反に対して罰則を科すような
ロックダウンをできるように法制化すべきだと思いますか

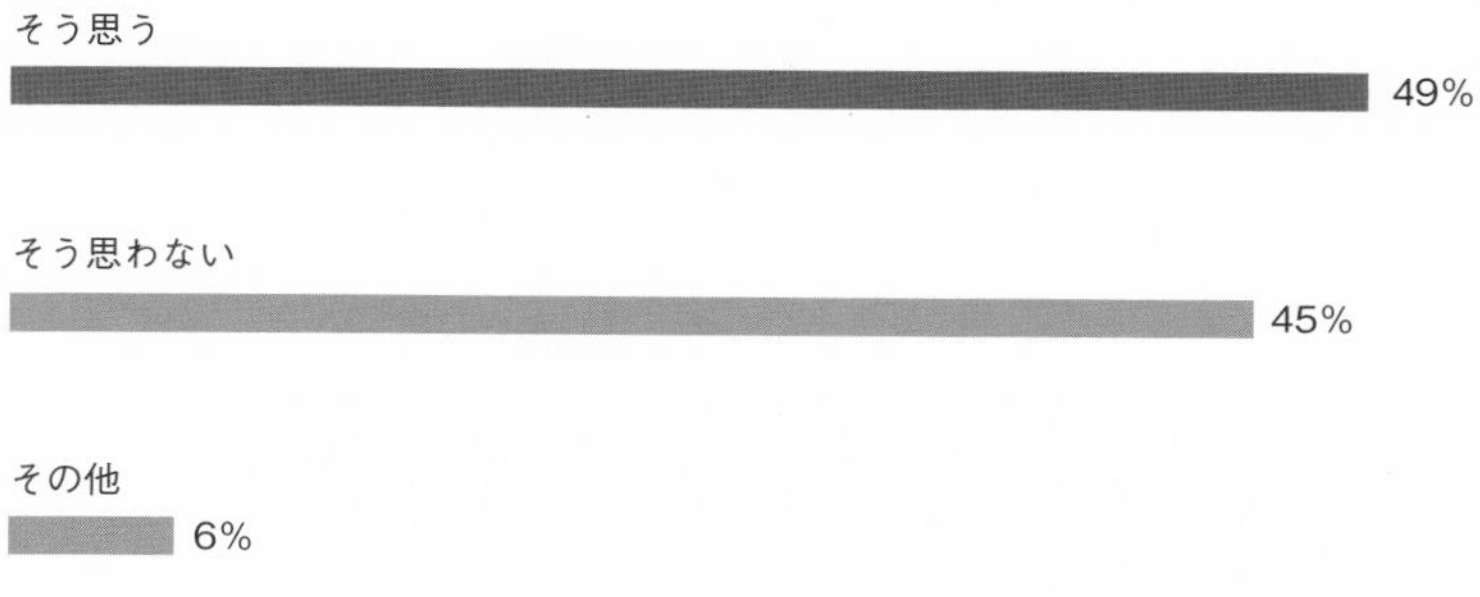

現在、一〇八票ほど入っていて、そう思うが五割ほど。そう思わないが四五パーセントぐらいと、これもやはり拮抗していますね。その他の方が六パーセントぐらいですので、ご意見や質問等はチャット欄にお願いします。

■ロックダウンとワクチンパスポート

ロックダウンについては、菅首相が二〇二一年七月三〇日に次のように発言していました。ロックダウン（都市封鎖）を可能にする法整備の必要性について聞かれたところ、「まずですね、ヨーロッパをはじめ、ロックダウンをして外出禁止のところで出れば罰金とかですね。そうしたところで感染対策やってきてもですね、ロックダウンしても、落ちてまた上がってきて、なかなか出口が見えなかったと思います。そして結果的に、やはりワクチンだったと思います。ですから、日本において、ロックダウンという手法というのですが、そうしたことはなじまない、私はこのように思っています」と述べています。[23]

このように菅首相はロックダウンは日本になじまないという発言をしていて、私なんかは、「日本になじまない」というのはどういう根拠に基づくのだろうかと不思議に思いますが、日本人論は抜きにして好意的に解釈しますと、ロックダウンというのは有効ではないだろう、やはりワクチンだろうと言っているのだと思います。しかし、ご存知のとおり、今、アメリカやイギリス、すでに日本よりもワクチン接種が進んでるところでも、デルタ株の流行によって感染者が増加しています。英国では成人人口のうちの七六パーセントがワクチンを二回接種済みで、アメリカでは成人人口の六一パーセントがワクチンを二回接種済みですが、そこでも感染者が増加しています。そうすると、海外でもまたロックダウン等の話が出てくる可能性があって、日本もその可能性は考えておくべきなのではないかと思うわけです。そこで、可能性としましては、「ワクチン＋ロックダウン＋ワクチンパス」の組み合わせを考えるべきなのではないか、少なくとも現在の「ワクチン＋緊急事態宣言」と比較して、どちらが有効かということを十分に検討すべきなのではないかと思うわけです。

■緊急事態宣言と共有地の悲劇

現在の日本の緊急事態宣言下（および、まん防下）で実施されている罰則なしの外出制限というのは、ある意味で、共有地の悲劇の状況にあるのではないかと思います。ここで勉強がてら共有地の悲劇の話をしますと、共有地の悲劇というのは、一九六八年に米国の生態学者のギャレット・ハーディンが言い出した議論で、「共有の牧草地で複数の牛飼いが放牧している。各牛飼いは自己利益を最大化するためになるべく多くの牛を共有地で育てようとする。皆が同じことを考えて牧草地は荒地となってしまう」という話で、「共有地での自由は全員に滅亡をもたらす」ため、ハーディンはこのような場合は、個人の良心に訴えても効果がないとして、合意に基づく強制の必要性を説きました[24]。ハーディンが考えていた元々の文脈は人口抑制の話で、各人の自発的な良心に任せておいたらみんな子どもを次々と産んでしまって、人口爆発が起きて世界が滅んでしまうので、人口抑制に関しては合意に基づく強制が必要だということを彼は主張しました。この論文は一九六〇年代のものですが、現在ではしばしば環境問題の文脈で使われていて、たとえば太平洋の漁業に関して、漁獲量を一定数に決めておき、それ以上取ったら罰則を与えるという形で共有地の悲劇を避けるといったことが考えられています。

これと同じようなことが現在の外出制限に関してもあるように思います。みんな外に出るのは楽しいし、飲み会に行ったら楽しいから出ていくわけですが、みんながそう考えて行動すると市中感染が拡大して緊急事態宣言も延長されてしまい、結局誰にとっても得にならないという状況になってしまうのではないかと思います。ですので、私は良心の力も信じていますが、もう現在の状況に至っては、やはりハーディンの解決策である「合意に基づく強制」が必要ではないかと思うわけです。共有地の悲劇を回避するために外出制限を強化して感染者数を抑え、現在問題になっている医療崩壊を防ぐことによって、より多くの人命を救助する、というシナリオを考える必要があるのではないかと思います。また、先ほども言いましたように、外出制限を罰則付きにすると同時に、自由の制約を最小限にするためにワクチンパスを活用するということが考えられるのではないかと思います。もちろん現在のデルタ株には、少数ですがブレークスルー感染というのがあるので、ワクチンを打てばすべてOKということではないかと思います。ただ、マスクの利用やいろいろな対策を行うことで、ワクチンパスを有効活用できるのではないかと考えられます。

■ワクチン接種も義務化すべきか

もう一つ、ワクチン接種も義務化したらよいのでは、という主張もありうるかと思います。これは海外でも議論になっているところで、医療従事者や介護関係者などの一部の職種、あるいは市民全体について、ワクチン接種を義務化したらどうかという話です。ただ、ここでは詳しくご説明できませんが、日本では、ワクチン行政に関しては歴史的にいろいろありまして、義務化をすることについてはかなりの困難が予想されるので、実際上は、なかなか難しいのではないかと思います。[25]

ワクチンについては、むしろナッジという、ナッジはもともと肘でつつくということですが、人の背中を押してやるということがありうるのではないかと思います。これは以前にもお話したリバタリアン・パターナリズムの考え方で、他人を強制はしないが、当人の利益になるものを本人が選びとるように、うまく誘導するというような考え方です。

ワクチン接種の促進のためにインセンティブをつけるのはけしからんのではないかという意見もあるかもしれませんが、もともと今回のワクチン接種は、予防接種法改正で無料になっているわけです。ワクチン接種を無料にするのが許されるなら、ワクチンを打ちに行くには交通費や時間がかかったりするので、もう少しおまけをつけてもよいのではないかとも考えられます。たとえばマイナンバーカードを取得するとマイナポイントがもらえるみたいな話がありましたけれども、マイナポイントのように接種に特典をつけるということです。接種一万人のうち一人は何万円、何千万円もらえるという宝くじとか食事券など、そういうことは海外でもやっておりますけれども、そうしたことも考えられるのではないか。また、先ほど少し説明しましたように、ワクチンパス制度を作ってナッジを行うということも考えられるかと思います。

ただし、あまりに誘因が強すぎて、これはもうほとんど強制と変わらないのではないかという状況も考えられるので、そういう「強制への転化」あるいは逆に言えば自発性の担保に気をつける必要があるかと思います。また、公平性について言えば、海外でも言われているのは、今からインセンティブをつけた場合、すでにワクチン接種を受けている人はどうなるのだという話があります。あまりそんなけちなことを言わなくてもよいのではないかと私は思いますけれども、この点に関する公平性を気にするのであれば、今まで受けた人も併せて特典をつけるとか、これまでに接種を受けた人はみんな宝くじの参加者に入れてしまうといった手もあるかと思います。そういったことも考えながら、楽しい特典をつけるということもありではないかと思います。なお、種々の理由からワクチン接種を受けられない人への配慮も必要になるかもしれません。

■ 感染症と災害

最後の話になりますが、感染症と災害の関係についてお話しします。この話は、第五講でお話した、予防の倫理学という私の研究テーマに沿った内容になります。

二〇二一年八月現在、とくに首都圏においては、医療逼迫が災害級と言われることもありますが、そもそも感染症のパンデミックというのは文字どおり「災害」なのか、あるいはそうでないのか、という点について考えてみたいと思います。みなさん、直観的にどのように考えるかということを、答えていただきたいと思います。いったい現在の国内の COVID-19 の流行というのが、災害と呼ぶべきものなのかどうかということです。一番が「そう思う」、二番が「そう思わない」、三番が「その他」ということで、ご意見ある方はチャット欄にお願いできればと思います。

［YouTube で投票を実施］

ありがとうございます。現在、一三〇票ほどで、七割強が「そう思う」で、三割近くが「そう思わない」ということになっています。三パーセントが「その他」なので、ご意見ありましたら、ぜひチャット欄にお願いします。

■法律上の災害とは

法律に詳しい方はご存知かと思いますけれども、日本では、COVID-19 のパンデミックは法律上は災害としては扱われておりません。そもそも災害とは何かと言いますと、これは災害対策基本法の現行の定義になりますが、災害というのは「暴風、竜巻、豪雨、豪雪、洪水、崖崩れ、土石流、高潮、地震、津波、噴火、地滑りその他の異常な自然現象又は大規模な火事若しくは爆発その他その及ぼす被害の程度においてこれらに類する政令で定める原因により生ずる被害」となっております[26]。われわれが災害という言葉で考えるのは、典型的には地震、津波、風水害等々の自然災害かと思いますが、ここでは船舶とか航空機が事故に遭う海上災害や航空災害、また鉄道、道路、原子力、危険物等の爆発、大規模火事、林野の火災等が災害に入れられています。

上記の定義には、「その他その及ぼす被害の程度においてこれらに類する政令で定める原因」とあるので、政令で定めたら、これ以外も災害になりうると考えられます。実は今回のコロナ禍を災害と捉えるかという問題については、実際国会でも議論があったようで、津久井進という方の「感染症と災害法制」という論文で、非常に詳しく勉強になる形で書いてあります。[27]津久井先生は次のように述べています。まず、国連や米国などでは、コロナ禍を明らかに災害と捉えている、と。たとえばＷＨＯや、米国連邦政府のＦＥＭＡ（緊急事態管理庁）というのがありますけれども、そこは今回のパンデミックを災害と理解してやっているが、日本ではそうではないと前置きしたうえで、日本では次のような議論があったと述べられています。

二〇二〇年四月二八日の第二〇一回国会の予算委員会で、立憲民主党の枝野幸男代表が今回のパンデミックを災害と捉えれば災害対策基本法や災害救助法の規定を援用できると首相に提案したところ、「この点、政府は「災害基本法あるいは災害救助法の災害と読むのは難しいという法制局の判断もいただいたところ」と述べ」、この答弁をしたのは西村康稔経済再生担当大臣ですが、「具体的な理由を示さず適用を否定した」のだ、と。次は津久井先生の弁ですが、「否定理由を私見として察するに、第一に感染症法等の厚労省所轄法令との法秩序の整合性が取れないこと、第二に災害対応としての準備をしていなかったのでかえって混乱を招くとの懸念、第三に災害対応の省庁がないことや厚労省との調整が難しいことなど縦割弊害が真意と思われる」と述べています。そして津久井先生は、これらの「お役所事情」はいずれも本質的な問題ではないとばっさり切っておられますが、私もそうではないかと思います。むしろ、やはりこの感染症というのは、どこかの段階で災害と認定して、災害と同じように対応するというのが今後は重要なのではないかと思っております。

■パンデミックと防災の思想

それで、法律的にパンデミックを災害と見なすとどういう問題があるのかというのは法学者の方に別途議論していただくのがよいと思いますけれども、法律上の解釈はさておいて、パンデミックを災害と捉えることで、災害大国としての防災思想を生かすことができるのではないかと思います。もちろん東日本大震災の議論もそうですが、日本だけに限らず、いろいろな形で防災思想というのは発展していっています。これをやはり感染症についても適用、応用すべきだと思います。

防災の定義というのは災害対策基本法の第二条の方にありまして、「災害を未然に防止し、災害が発生した場合における被害の拡大を防ぎ、及び災害の復旧を図ること」とあります。ここから読み取れるように、防災には、災害の未然防止、応急対策、復旧・復興対策という形で大きく三つのフェーズがあるのですが、現在、この災害予防ないし事前対策の部分が発展していて、いろいろな発想が出てきているように思います。この知見をぜひ感染症対策にも生かすべきだと思います。今はちょうど豪雨災害が起きていて、やはり災害応急対策というのが行われていますが、もちろん、応急対策や復旧・復興対策についても、これまでの防災の知見を生かすというのが重要だと思っております。

たとえば、災害対策で言われている点として、災害の発生前に十分な準備をすることが当然ながら重要です。災害リスクをいかにして低減するか。たとえば津波災害をどう低減するかというので、防潮堤や防波堤から始まって、いろいろなことが考えられていると思います。また、その一方で、実際に災害が起きたときにどう行動するかということも、事業継続計画（BCP）などの形で、企業や、最近では病院なども含めて、災害発生時の危機管理体制を準備しておくところが増えています。リスク管理と危機管理の話は第四講で少し触れましたが、やはりこういった危機管理の視点から、事前に災害が起きた場合の計画を準備しておいて、発生後はそうした計画に従って自他の命を守る行動を取るという、こういう活動を、個人だけではなくて、政府や企業等もしないといけないのではないかと思います。

感染症に関して難しいのは、ドーンとくる地震などとは違って、いつ災害が発生したと捉えるかというのが判断しにくいということがあります。地震も余震、本震、前震等いろいろありますけれども、災害かどうかの判断は比較的見えやすいのではないかと思います。第五講のときにスローモーション・ディザスターという話をしましたが、感染症の場合は連続的に感染者が増えていって、病院での入院者数もだんだん増えていくというので、どこで線を引くかという大きな問題があると思います。これはやはり指標をしっかり定めて、緊急事態宣言などによって災害の発生前後というのを明確にする必要があると思います。

ただ、これまた自然災害でもある問題ですけれども、何度も何度も避難指示とか避難勧告を出していると人々がそれを信じなくなって従わなくなるという、オオカミ少年効果として知られているものがあります。今回のパンデミックでも、先に言いましたように緊急事態宣言が何度も出されると、人々がその状態に慣れてしまって、しまいには「なんちゃって緊急事態宣言」になってしまい、真面目に外出自粛をする人が減って宣言に意味がなくなってしまうという問題が起きているように思います。ですので、緊急事態宣言をしっかり実効的なものにする必要があると思います。自然災害については、たとえば避難指示と避難勧告の違いがわかりにくいということで最近、避難勧告をなくしてしまったり、また人々が警報が出ても動じなくなったので気象庁の方で大雨特別警報を作ったり、自治体が出すものとして「緊急安全確保」

という名称を新たに作ったりするという変化があります。それと同じような形で、まん防と緊急事態の違いをより明確にしたり、また、より高いレベルの宣言を作ったりする必要があるかもしれません。私が提案できるなら「超緊急事態宣言」がよいと思いますが、おそらく採用されないと思いますけれども、いずれにせよそういう今よりも一つ上のレベルの、強制力を伴う緊急事態宣言が必要になってくる可能性もあるかと思います。こういったことも考えて、われわれは引き続きパンデミック対策のあり方について議論しなければいけないかと思います。[28]

■本日のまとめ

それでは、長くなりましたが本日の講義のまとめです。一つ目として、ワクチン関連の問題として、優先接種の話、ワクチンパスポートの話を議論しましたけれども、いずれについても公平性の考慮についてよく考えたうえで決める、そして、手続的正義ということで、ルールを作ったらそれに従う、修正する場合も適正な手続を経てそうする、ということが必要かと思います。

もう一つ、緊急事態の問題としましては、日本で罰則付きのロックダウンをどう考えるかというのが、現今、重要な問題かと思います。また、パンデミックを災害と位置づけるのかという概念的な問題も、今後重要となるのではないかと思います。私の考えでは、感染症を災害の一つと位置づけ、ロックダウンも一つの「防災」手段として検討すべきときに来ているのではないかと思います。

今後またパンデミックというのは、新型コロナウイルスに限らず起きると思います。そうすると、今回のパンデミックからいかに多くを学んで次の感染症のパンデミックに備えられるかというのがわれわれの重要な課題だと思いますので、ぜひみなさん、今後もよく考えていただきたいと思います。私からは以上です。ご清聴ありがとうございました。

質疑応答

それでは質問にどんどんお答えしたいと思います。

「先ほど先生は、ワクチンパスポートは海外渡航向けには問題になりにくいとおっしゃりましたが、接種の有無を判別し、それを根拠理由として異なる処遇を与えることを目的とするという点では海外渡航も国内統治も共通しており、なぜ海外渡航向けに限ると心理的障壁が低く感じられるのか、重要な問題と感じます」。これはおっしゃるとおりですが、私の簡単な答えとしましては、一つは、ワクチンパスポートは海外渡航向けに利用する場合、国際的にある程度他国と協調しなければいけないというところがあると思います。すでに黄熱病のワクチン接種証明書などが存在していますが、WHOなどが国際基準を作れば、比較的問題なく受け入れられるのではないかと考えられます。もう一つは、海外渡航するのは、現今ではかなり特別な人たち、特別な理由に限られるということがあるので、その人たちにワクチンパスポートを求めてもそこまで問題にならないだろうと思っております。

「災害と認定したら病床数が増えるか」。これはいろいろなことを考えないといけないと思います。いったん災害と認定したら、大雨のときに自治体が発出するレベル5の緊急安全確保のように、もうとにかく自分の命を守るために各自で安全確保をしなさいというのと同じような形で、自分の命は自分で守れみたいなものになる可能性もあるでしょうし、その場合は、医療を受けられなくて人が死んでも文句を言うなということになるかもしれませんので、これは災害と認定した場合にどういう形の取り決めをするかということによって変わってくるかと思います。

「台風や大雨だと実感が持ちやすいのか、オオカミ少年にならずに、より信頼を得ているように思いますね」。そうですよね。これは非常に重要な指摘ですが、昔は、天気予報というのは当たるも八卦当たらぬも八卦と、占いと同じようなものだと考えられていたのではないかと思いますけれども、現在の天気予報というのは、科学の進展のおかげで、その予測の精度が高まってきました。ですので、みなさん、だいぶ信用していると思います。かなりピンポイントで、雨がどこに降るということがわかるようになってきたわけです。

感染症についてもこれと同じようなことが、アメリカではすでに始まっていますけれども、[29]今どこで感染症がはやっているからどれだけ対応を強化すべきかということも、感染症に関しても今後ピンポイントで予報していくということが出てくるでしょうし、それに対応してわれわれが予防のレベルを上げたり下げたりするというのも非常に重要だと思います。昨年四月にやったような日本全土で一律に外出制限するみたいなことは、現在では困難ですし、やはりCOVID-19に対する知見が増えてくるにつれて、われわれは正確に感染拡大を予測して、適度な予防行動を取るということが必要になってくると思います。

「もし、いわゆるロックダウンを日本で実施するとした場合、外出制限をこうむった人への罰金はどれくらいの金額かをどうやって合意するのがよいでしょうか」。専門家が案を出して、それに意見を出し合うということも重要かと思います。先ほど台湾や韓国等の例を出しましたけれども、そういった諸外国の罰金を参考にして、もちろん購買力平価（ＰＰＰ）も考慮に入れて、イギリスやフランス、その他の国のものを参考にして決めるのも重要かと思います。

「政府からの飲食店等の営業自粛要請は必要でしょうか。また、その際の政府から補償は必要ですか」。これはロックダウンをするのであれば今後も必要になるかと思いますが、現在非常に不公平になっていると思われるのは、市民は緊急事態宣言下で好きに外出しても罰則はないのに、店は要請があれば閉めなければいけないし、応じなければ罰金を取られるという状況であります。これは、店が閉まっていれば市民が外出しないという発想に基づくものと理解できるわけですが、割を食うのは飲食店や営業を自粛しなければいけない店舗だけというのは、これだけ長くなってくると、かなり不公平だと考えられるわけです。その意味でも、もうそろそろ市民にも罰金を科すということを考えてもよいのではないかという風に思います。ただし、その場合にも、休業要請と同様、自由の制限を強いられる市民にも何らかの形で補償をすることが必要でしょう。

「ワクチンを受けたくないという立場を取る人は一定数いるわけですが、そういう人の人権は制限されるべきか、あるいは許容して医療を強化すべきか」。ここは難しいところです。私の考えでは、ワクチンパスを作って、ワクチンを受けたくない人や種々の理由から接種ができない人は、申し訳ないですが、外出に関してより大きな制限を受ける。たとえば自宅から出るのを制限するというのもありうることかと思います。逆にワクチンの強制接種というところまでいってしまうと、もうこれは人々の権利をかなり侵害しているということになるのではないかと思います。功利主義者のピーター・シンガーは、オートバイのヘルメットとか自動車のシートベルトと同じように、ワクチン接種を義務化してもよいのではないかみたいなことを言っていますけれども、[30] それもかなり極端な議論としてありうると思いますが、私は強制ではなくナッジの方が望ましいのでまずそれを試してみるべきではないかと思います。いずれにせよ、どこまでなら自由の制限が許されるかについて、よく議論すべきなのではないかと思います。

「手続的正義について、事前に緊急事態対応のプロセスがないのが問題ですが、事態の変化に対応するためには、今は考えながら走らざるを得ず、当初のルールが変わっていくのはある程度仕方がない気がします。不透明感や不公平感を少なくする仕組みがあるとよいのですが、難しいですよね」。おっしゃるとおりです。未曾有の事態の場合、どんどんルールを作っていくしかないと思います。そして、ルールを変えていく、状況に合わせて改定していくというのも非常に重要です。ただ、この改定にも、やはり透明性がないといけないと思います。これについては、やはり公開の議論が必要で、あるいは議事録等を公開していく必要があると思いますが、私が知る限り、菅首相のワクチン接種なんかは、どういう形であの文言が自治体のための手引に入っていったのかということが見えないように思います。ですからそういうところに不透明感がないようにすることが必要だと思います。

「国際的な足並みを揃えることは倫理的にどうなのでしょうか。倫理上、あるいは法制上の考え、施策は、どの程度国内、国際でそろえるべきなのでしょうか」。これも難しい問題で、私にはすぐ答えられないところですが、少なくとも必要最低限の協調というので、やはり海外渡航等についてはルール作りをしておかないと、まったく渡航ができないだとか、渡航について非常に不利益をこうむるということがあると思いますので、そのようなことのないように十分議論をして足並みを揃える必要があるかと思います。

「エッセンシャルワーカーの人たちに早く打ってあげてほしいと思いつつ、誰がエッセンシャルで誰がそうではないかを決めるのは本当に難しいと思う」。おっしゃるとおりです。この問題は、実は二〇〇九年の新型インフルエンザワクチンのときにも議論があって、そのためある程度は議論が進んでいますが[31]、これを実際に今回のように具体的な実践の問題に落としていくときにどうするのかというのは、結構大変だと思います。たとえば、医療従事者とは誰かという問題がありまして、実際、今回の優先接種で最初は三〇〇万人程度と見込まれていた医療従事者が、蓋を開けてみると五〇〇万人を超えてしまったというので、医療従事者ひとつとっても、定義するのは難しいと思います。これが他の業種になると、たとえばですが、誰を政治家として認めるかという問題も出てくるでしょうし、かなり議論が必要になってくると思います。その細かい議論というのは、政府でもいろいろ、すでにやっているわけですが、実際にやってみると今回のように混乱が起きるというのはそのとおりだと思います。

「昨年の講義でも話がありましたが、優先接種対象を事前に検討してルール化しておく必要があったと思います」。おっしゃるとおりで、政府の分科会では二〇二〇年の七月ぐらいからずっとやっていたわけですが、地方自治体が細かい順位をどうやって決めるかというのは地方自治体に任せていました。そして最後には、とくに大規模接種あるいは職域接種のあたりからは、ちゃぶ台をひっくり返したのではないかと思わされるところがありました。これは政府内のいろいろな力関係もあるのだと思いますけれども、政府が一枚岩で動いていないような印象がありました。このあたりは今後の検証が必要だと思われます。

「順位づけを細かくしすぎると、結果的に事務業務が複雑になったり非効率になったりするというのは理解できるけれど、もっと伝わる言葉で伝えてほしいと思います」。これもおっしゃるとおりです。とくに優先順位の話は、新聞等でもある程度は報道されていましたけれども、あまり注目されていなかったのではないかなと思います。昨年の七月や八月というと、ワクチンが開発途上で、いつ使えるようになるのかまだわからない段階から議論していたので、あまり注目されていなかったのかもしれませんけれども、今考えれば、非常に重要な作業部会だったのではないかと思います。

「接種順位を決めるのに時間がかかることが最も悪習だと思います。個人はともかく公衆衛生として考えるのであれば、接種体制を整えやすい順に実行されるのが必至と思います」。おっしゃるとおりです。本当に、今、海外では予約なしのウォークインの予防接種のところもありますけれども、できるだけ早い段階で、どこでも誰でも受けられるように、ウォークインやドライブスルー等の形で、どんどん受けられるようにするというのが重要だと思います。とはいえ、現実には、受けられるはずの人が受けられない、ネット等の予約がうまくいかないというような問題も出ていますので、そういうところをちゃんとクリアするということも非常に重要だと思います。集団接種については、歴史的事情からしばらく地方自治体が集団接種をやっていなかったのでいろいろ混乱があるとは思いますが、それをいかにスムーズにやるかということは、新たに発足するデジタル庁の手腕も含めて日本に問われているかと思います。

ワクチンパスについて、「区別が差別になる可能性がある」。ご指摘のとおりだと思います。差別が生じるという議論が出てくるのは必至だと思います。差別を含めて、ワクチンパスの弊害をいかに小さくしていくか、いろいろな人の声を聞いて、これくらいなら我慢できるというところまで持っていくかというのが非常に重要ではないかと思います。差別だと言われた途端に思考停止するということになると絶対にワクチンパスはできないと思いますので、十分に議論したうえで、ここまでなら我慢できる、合意できるというところを、やるとすれば早急に、海外等の事例も見て決める必要があると思います。

「ワクチンパスを導入した方が経済を回しやすいだろうけど、同調圧力とか差別がひどくなる可能性はあるかな」。これも、こういう懸念をどのような形で和らげ、不安を和らげるかというのが重要だと思います。

「全然予約が取れません。もっと進んでからパスポートを導入してほしい」。これもおっしゃるとおりかと思います。ワクチンが十分に行き渡っていない現状では、ワクチンパスの導入は不公平だと思います。ただ、そうは言っても、どこかの段階で導入を始めるという必要もあります。受けたい人は受けられるというところがある程度確保できてからワクチンパスを実施するというのが重要かと思いますけれども、それをどこの線で引くかという問題があるかと思います。

「今の行政を鑑みると、ワクチンパスポートの発行にもいざこざが起きそうで怖いです」。これもそうです。実際やるとすると、どこでやるか、誰がどうやってやるかという問題があるかと思います。今、紙では予防接種の証明書が地方自治体でもらえるわけですが、紙というのはかなり非効率的ですので実際はデジタルになると思いますけど、このデジタルは、海外でも偽物も出てきていますので、こういったものをどう克服するかという実務的な問題もあるかと思います。

続いてロックダウンについてです。「補償をちゃんとやってからやっと議論できると思う」というので、補償の問題とセットだというのはおっしゃるとおりだと思います。

「こういう状況で緊急に決めることではない」。これもおっしゃるとおりですが、菅首相のように日本にはそぐわないというので一蹴するのはではなくて、十分に検討したうえで日本では難しいというのであればそれでよいのですが、やはり現在の緊急事態よりも強い対応策については検討に値するのではないかと私は思います。というより、もっと早くから真剣に検討しておく必要があったのではないかと思います。その際に、海外ですでにいろいろなところがやっていますので、海外のよいところ、悪いところを学ぶ必要はあると思います。

「するとしても、現段階でロックダウンをしてもあまり効果はないように思う。オーストラリアみたいに、感染者数が少ない昨年春の段階で実施できていればと考えます」。私はオーストラリアのメルボルンに友人がいますけれども、非常に厳しいロックダウンをやっていて、そのおかげで、感染爆発のようなことは起きていないわけですが、やはりものすごく制限が厳しいようです。日本で今やっても無駄かというと、私はそうでもないのではないかと思っています。いわゆるサーキットブレーカーという形で二週間、五輪をやる前にやったらよかったのではないかと思いますけれども、二週間あるいはそのぐらい、もう徹底的にやって感染者数を減らすということが、病院の逼迫状態を考えても、十分に考えられたのではないかと思っております。

「感染症の影響期間は限られる。不可逆的な変更につながる判断をすべきではない。今の日本政府には使いこなせないと思われる」。これもご意見としてありうると思います。このような懸念も検討の際には十分に考慮すべきかと思います。第四講で井上達夫先生のご意見を紹介しましたが、そこではこのような権力の濫用の可能性について、野党、メディア、市民の監視の重要性が説かれていたかと思います。

「ロックダウンをすると、学校がもうもたないと思います」。そうですよね。ロックダウンで問題になるのは、たとえ二週間でも、学校まで休校にしてやるのかという問題があります。日本では、よかれあしかれ、小中高の学校は最初の緊急事態宣言のときを除けば、基本的にずっと対面でやっているので、それでみなさん、何とか生活が成り立っているというところもあるかと思います。その分、学校の教職員のみなさんも大変だと思いますけれども。そのような状況で、外出制限をすごく厳しくして学校も休みにするかということが、検討すべき大きな課題としてあるかと思います。

災害についてです。「人災だとしたら誰による人災なのだろう。政治家か、自粛しない人々か」。自然災害でも人災という話があります。二〇二一年七月の豪雨で、熱海で起きた土石流災害についてもそういう話が出てきていますけれども、災害として考えたときに問題になる一つの論点は、それが人災なのかどうか、誰かが責任を問われるべきか否か、ということであります。人災かという論点は、今回のパンデミックについても考えるべきだと思います。最終的にはやはり十分に反省というか、今回のパンデミックから教訓を得るために、政府や地方自治体等が取ってきた政策について振り返って評価する必要があると思います。その中で、やはり人災だとしか言わざるを得ないような政策も出てくる可能性があると思います。ここで考えるべきなのは、いろいろな政策がある中で、なぜこの政策を取ったのかということを事前に十分に議論して、市民も納得できる形でやったということを示しておくこと、つまり意思決定手続の透明性が重要になるのではないかと思います。今日の防災思想においては、このような過去の災害から教訓を得て、それを風化させないということが重視されています。ですので、やはりここでも、パンデミックを災害として捉えるという視点は、一つの視点として非常に有効ではないかと私は思っております。

ご質問、コメントへの回答はこのあたりにしたいと思いますけれども、また機会があれば、ぜひみなさんと議論したいと思います。本日はどうもありがとうございました。

注

■第一講

[1] Charles-Edward. A. Winslow, The Untilled Fields of Public Health. *Science*, 51, 1920, 23-33.

[2] 外山幹夫『医療福祉の祖——長与専斎』思文閣出版、二〇〇二年、八八頁。

[3] ハーバード大学の以下のページにある対比を表にした。https://www.hsph.harvard.edu/about/public-health-medicine/（二〇二一年八月二九日最終アクセス） なお、簡略化のためにmedicineは「医療」と訳してあるが、厳密には「医療・医学」とすべきだろう。医学は学問・研究（science）としてのmedicineであり、医療は実践（art）としてのmedicineである。公衆衛生にも学問・研究としての側面（公衆衛生学）と、実践としての側面が含まれている。

[4] Brad Spellberg, & Bonnie Taylor-Blake, On the Exoneration of Dr. William H. Stewart: Debunking an Urban Legend. *Infectious Diseases of Poverty*, 2(1), 2013.

[5] 東京都福祉保健局の次のページを参照。https://www.fukushihoken.metro.tokyo.lg.jp/iryo/kansen/shingatainflu/keihatsu.html（二〇二一年八月二九日最終アクセス）

[6] なお、保健指導やリハビリなどによって再発を予防することを三次予防という。

[7] この問題について詳しくは、赤林朗・児玉聡編『入門・医療倫理Ⅲ 公衆衛生倫理』（勁草書房、二〇一五年）の第一一章「健康増進」および第一二章「健康格差」を参照。

[8] この点についてより詳しくは、拙著『功利主義入門——はじめての倫理学』（筑摩書房、二〇一二年）、第五章を参照。

[9] この点も含めた公衆衛生の歴史については、ジョージ・ローゼン『公衆衛生の歴史』（小栗史朗訳、第一出版、一九七四年）が参考になる。

[10] 'Delicious but Deadly mochi: The Japanese rice cakes that kill', BBC News, 2 January 2018. https://www.bbc.com/news/world-asia-42537953（二〇二一年八月三〇日最終アクセス）

[11] 詳しくは内閣府食品安全委員会「こんにゃく入りゼリーを含む窒息事故の多い食品の安全性について」のサイトにある評価結果のＰＤＦを参照。https://www.fsc.go.jp/fsciis/evaluationDocument/show/kya20090427001（二〇二一年八月三〇日最終アクセス）

厚労省の人口動態調査を用いた消費者庁による分析では、六五歳以上の餅による窒息事故による死亡者数は、二〇一八年で三六三人、二〇一九年で二九八人だったとされる。死亡事故は四割強が一月に集中しており、女性に比べ男性の方が死亡者が二・六倍多いという。消費者庁「年末年始、餅による窒息事故に御注意ください！（News Release）」二〇二〇年一二月二三日。

[12] Ｊ・Ｓ・ミル『自由論』早坂忠訳、関嘉彦責任編集『世界の名著38 ベンサム ミル』中央公論社、一九六七年、二二四頁。

[13] Stephen. R. Leeder, Ethics and Public Health. *Internal Medicine Journal*, 34(7), 2004, 435-439.

[14] このテーマに関心のある人は、下記の第五章および文献案内を参照。マイケル・ダン／トニー・ホープ『医療倫理超入門』児玉聡・赤林朗訳、岩波書店、二〇二〇年。

[15] リーガル・モラリズムについては、英国における同性愛行為の非犯罪化を巡るハートとデブリンの論争がよく知られている。詳しくは、拙著『功利と直観――英米倫理思想史入門』（勁草書房、二〇一〇年）の第八章を参照。

[16] Gerald Dworkin, *The Theory and Practice of Autonomy*, Cambridge University Press, 1988.

[17] パターナリズムについては、田中成明『現代法理学』（有斐閣、二〇一一年）、山田卓夫『私事と自己決定』（日本評論社、一九八七年）、澤登俊雄編著『現代社会とパターナリズム』（ゆみる出版、一九九七年）などが参考になるだろう。近年、非合理的な人間理解を前提に政府のパターナリスティックな介入の正当性を論じたものとして、以下の著作がある。Sarah Conly, *Against Autonomy: Justifying Coercive Paternalism*. Cambridge University Press,

2013.

■第二講

[1] ダイヤモンド・プリンセス号の事件については、下記を参照。木下隆児・宮川友理子「クルーズ船で何が起きた」NHK政治マガジン、二〇二〇年三月四日。Eisuke Nakazawa, Hiroyasu Ino, & Akira Akabayashi, Chronology of COVID-19 Cases on the Diamond Princess Cruise Ship and Ethical Considerations: A Report from Japan. *Disaster Medicine and Public Health Preparedness*, 14(4), 2020, 506–513. この事例についての筆者の考察は、下記の論考として公表した。児玉聡「予防の倫理学――病気・犯罪・災害の対策を哲学する（21）感染予防措置としての隔離について考える」『ミネルヴァ通信「究」』一一〇号、二〇二〇年、二四-二七頁。

[2] 二〇二〇年二月一一日にWHOがそれまで新型肺炎と呼ばれていた感染症をCOVID-19と命名した。

[3] 日本の検疫法の日英対訳については下記を参照。http://www.japaneselawtranslation.go.jp/law/detail/?id=2783&vm=04&re=02（二〇二一年八月三一日最終アクセス）

[4] ウェブアンケートサービスであるslidoについては以下を参照。https://www.sli.do/jp（二〇二一年一一月二六日最終アクセス）

[5] Doug Bock Clark, "Inside the Nightmare Voyage of the Diamond Princess", GQ, 30 April 2020. Julia Belluz, "The coronavirus cruise ship quarantine is a scary public health experiment", Vox, 18 February 2020. なお、ダイヤモンド・プリンセス号については以下の著作でも詳しく取り上げられている。マイケル・ルイス『最悪の予感――パンデミックとの戦い』中山宥訳、早川書房、二〇二一年。

[6] 番組概要は以下に掲載されている。https://www.nhk.or.jp/kaisetsu-blog/100/421271.html（二〇二一年八月三一日最終アクセス）

[7] Ross E. G. Upshur, Principles for the Justification of Public Health Intervention. *Canadian Journal of Public Health*,

93(2), 2002, 101–103.
[8] James F. Childress, et al., Public Health Ethics: Mapping the Terrain. *Journal of Law, Medicine & Ethics*, 30(2), 2002, 170–178.
[9] Lawrence O. Gostin, Eric A. Friedman, & Sarah A. Wetter, Responding to Covid-19: How to Navigate a Public Health Emergency Legally and Ethically. *Hastings Center Report*, 50(2), 2020, 8–12.
[10] New Zealand Police（@nzpolice）二〇二〇年三月二五日のツイートより。https://twitter.com/nzpolice/status/1242644889751285760?s=20（二〇二一年一一月二六日最終アクセス）
[11] 加藤尚武『現代倫理学入門』講談社、一九九七年。
[12]「ウエステルダム号、首相主導の入国拒否　その法的根拠は」朝日新聞デジタル、二〇二〇年二月八日。https://www.asahi.com/articles/ASN286F6FN28UTFK00C.html（二〇二一年九月一日最終アクセス）
[13] 詳しくは「感染症の予防及び感染症の患者に対する医療に関する法律」参照。https://elaws.e-gov.go.jp/document?lawid=410AC0000000114（二〇二一年九月一日最終アクセス）
[14] 以下を参照。Seth Flaxman, et al., Estimating the Effects of Non-Pharmaceutical Interventions on COVID-19 in Europe. *Nature*, 584(7820), 2020, 257–261. 同じ内容のものがインペリアル・コレッジ・ロンドンのサイトからも見られる。http://www.imperial.ac.uk/mrc-global-infectious-disease-analysis/covid-19/report-13-europe-npi-impact/（二〇二一年九月一日最終アクセス）
　また、オックスフォード大学の政治学部では世界各国のパンデミック対策の比較を行うサイトが作成されている。下記の論文および下記のウェブサイトを参照のこと。Thomas Hale, et al., A Global Panel Database of Pandemic Policies (Oxford COVID-19 Government Response Tracker). *Nature Human Behaviour*, 5(4), 2021, 529–538.
"COVID-19 GOVERNMENT RESPONSE TRACKER" https://www.bsg.ox.ac.uk/research/research-projects/covid-19-government-response-tracker（二〇二一年九月一日最終アクセス）

■第三講

［1］Albert R. Jonsen, Mark Siegler, & William J. Winslade, *Clinical Ethics: A Practical Approach to Ethical Decisions in Clinical Medicine*（7th ed.）. McGraw-Hill, 2010, p.189.

［2］より詳しくは、東京都福祉保健局によるトリアージハンドブック（下記ＵＲＬより入手可能）を参照。https://www.fukushihoken.metro.tokyo.lg.jp/iryo/kyuukyuu/saigai/triage.html（二〇二一年九月一日最終アクセス）

　また、病院への搬送後、ＩＣＵへの入室を認めるかどうかを決める「集中治療トリアージ」について、詳しくは、次の文献を参照せよ。日本集中治療医学会危機管理委員会編『災害時の集中治療室　日頃の準備から発災後まで――ＩＣＵ対応ガイダンス』真興交易（株）医書出版部、二〇二〇年、四一‐二頁。

［3］大阪府医師会 救急・災害医療部「災害時における医療施設の行動基準 第２版」二〇〇七年、二五頁。http://www.osaka.med.or.jp/upload/files/20181018_190133_254587.pdf（二〇二一年九月一日最終アクセス）

［4］ジョン・ロールズ『正義論（改訂版）』川本隆史・福間聡・神島裕子訳、紀伊國屋書店、二〇一〇年、一八頁。

［5］Matthew J. Cummings, et al., Epidemiology, Clinical Course, and Outcomes of Critically Ill Adults with COVID-19 in New York City: A Prospective Cohort Study. *The Lancet*, 395(10239), 2020, 1763-1770.

［6］Intensive care national audit & research centre, ICNARC report on COVID-19 in critical care - 17 July 2020, 34-35.

［7］診療の手引き検討委員会・作成班『新型コロナウイルス感染症診療の手引き 第2.1版』、二〇二〇年。https://www.mhlw.go.jp/stf/seisakunitsuite/bunya/0000121431_00212.html（二〇二一年九月二日最終アクセス）

［8］上の手引き第2.1版は、二〇二〇年六月時点での情報に基づいているため、最新の状況については厚労省のサイトなどで確認する必要がある。

［9］同じ三月一九日までの日本における死者数は三三人、感染者数は九六一人。「日本国内の感染者数（ＮＨＫまとめ）」より。https://www3.nhk.or.jp/news/special/coronavirus/data-all/（二〇二一年九月二日最終アクセス）

［10］Lisa Rosenbaum, Facing Covid-19 in Italy - Ethics, Logistics, and Therapeutics on the Epidemic's Front Line. *New England Journal of Medicine*, 2020, 1873–1875.
［11］Marco Vergano, et al., Clinical Ethics Recommendations for the Allocation of Intensive Care Treatments in exceptional, resource-limited circumstances - Version n.1 Posted on March, 16. Siaarti, 2020, 1–8.
［12］以上は、朝日新聞二〇二〇年三月二一日朝刊の記事「イタリア死者中国上回る」を参照した。
［13］'U.S. Civil Rights Office Rejects Rationing Medical Care Based on Disability, Age', *The New York Times*, 28 March 2020. https://www.nytimes.com/2020/03/28/us/coronavirus-disabilities-rationing-ventilators-triage.html（二〇二一年九月二日最終アクセス）
［14］British Medical Association. COVID-19 – Ethical Issues. A guidance note updated 24 April. March, 2020, 1–9. https://www.bma.org.uk/media/2226/bma-covid-19-ethics-guidance.pdf（二〇二一年九月二日最終アクセス）　翻訳は以下。「BMA（英国医師会）COVID-19 の倫理的諸問題 ガイダンス文書（仮訳）」https://www.jmari.med.or.jp/download/finalfile_bma_ethical_guidance.pdf（二〇二一年九月二日最終アクセス）
［15］E・H・エリクソン／J・M・エリクソン『ライフサイクル、その完結（増補版）』（村瀬孝雄・近藤邦夫訳、みすず書房、二〇〇一年）参照。エリクソンは当初はライフサイクルを八段階としていたが、晩年に九段階目を提唱した。
［16］ライフサイクル論については次の論文も参照。Ezekiel J. Emanuel, & Alan Wertheimer, Who should Get Influenza Vaccine When Not All Can?, *Science*, 312(5775), 2006, 854–855. なお、フェア・イニングス論を功利主義に結び付ける解説も見られる（たとえば、日本老年医学会倫理委員会「エンドオブライフに関する小委員会」新型コロナウイルス対策チーム「新型コロナウイルス感染症（COVID-19）流行期において高齢者が最善の医療およびケアを受けるための日本老年医学会からの提言 ―― ＡＣＰ実施のタイミングを考える」（二〇二〇年）の四頁注）。https://www.jpn-geriat-soc.or.jp/coronavirus/pdf/covid_teigen.pdf（二〇二一年一一月二六日最終アクセス）　だが、フェア・イニングス論は「世代間の公平」を重視する考え方で、必ずしも最大救命を目的としていないため、功利主義とは切

り離して考えるべきであろう。

[17] Ezekiel J. Emanuel, et al., Fair Allocation of Scarce Medical Resources in the Time of Covid-19, *New England Journal of Medicine*, 382(21), 2020, 2049-2055.

[18] たとえば、二〇二一年の八月末に、東京都は渋谷区に設置したワクチン接種会場で、若者のワクチン接種を先着順で行うことにしたところ、二七日正午開始予定であったが、二七日未明から行列ができ始め、午前七時半に受付を終了したという。都民対象であるが、深夜から行列に並ぶことができる人は限られており、この点で不公平が生じるし、また外で並んでいるにせよ、行列を作ることによる感染拡大も懸念されるだろう。東京都は翌日から抽選制に切り替えたというが、この方が並ぶ時間が省けるだけでなく、より公平であると言えよう。「「どうしても初日に」渋谷の若者接種、並んだ理由は?」朝日新聞アピタル、二〇二一年八月二七日 https://digital.asahi.com/articles/ASP8W4T4NP8WUTIL01X.html（二〇二一年九月二日最終アクセス）

[19] この点については、別稿（児玉聡「予防の倫理学——病気・犯罪・災害の対策を哲学する（38）災害予防について考える（5）」『ミネルヴァ通信「究」』一二七号、二〇二一年、二四-二七頁）で少し立ち入って検討している。

[20] さらに詳しくは日本臓器移植ネットワークのウェブサイトにある「レシピエント選択基準」に関する資料を参照。https://www.jotnw.or.jp/medical/manual/（二〇二一年九月二日最終アクセス）

■第四講

[1] 日本では二〇二〇年七月二二日から、観光業界支援策として「Ｇｏ Ｔｏトラベル」が開始されたが、感染が拡大していた東京都は、開始直前になってＧｏ Ｔｏトラベルの対象から外された。

[2] 井上達夫「コロナ・ラプソディー——パンデミックが暴く「無責任の体系」」『法と哲学』六号、二〇二〇年、二八-三〇頁。〔 〕は筆者の補足。一部省略している。なお、井上は、東日本大震災に関する政府の対応についても、同

様の問題を指摘している。井上達夫『生ける世界の法と哲学――ある反時代的精神の履歴書』信山社、二〇二〇年、五八–六四頁。

［3］National Academies of Sciences, Engineering, and Medicine, *Rapid Expert Consultations on the COVID-19 Pandemic*, National Academies Press, 2020.

［4］Ryan C Maves et al., Triage of Scarce Critical Care Resources in COVID-19: An Implementation Guide for Regional Allocation. An expert panel report of the Task Force for Mass Critical Care and the American College of Chest Physicians. *CHEST*, 158(1), 2020.

［5］米国科学アカデミーにおける議論の歴史については、次の文献を参照。二〇〇九年の新型インフルエンザの発生を受けて議論が始まったことが述べられている。National Academies of Sciences, Engineering, and Medicine, *Crisis Standards of Care: Ten Years of Successes and Challenges: Proceedings of a Workshop*. The National Academies Press, 2021.

［6］生命・医療倫理研究会「COVID-19 の感染爆発時における人工呼吸器の配分を判断するプロセスについての提言」二〇二〇年。 http://square.umin.ac.jp/biomedicalethics/activities/ventilator_allocation.html（二〇二一年九月二日最終アクセス）

［7］'Bill Gates calls for COVID-19 meds to go to people who need them, not 'highest bidder', *Reuters*, 11 July, 2020. https://www.reuters.com/article/us-health-coronavirus-meeting-gates/bill-gates-calls-for-covid-19-meds-to-go-to-people-who-need-them-not-highest-bidder-idUSKCN24C09R（二〇二一年九月二日最終アクセス）

［8］その後、二〇二一年二月に特措法や感染症法が改正され、知事による営業時間の短縮や休業に応じない事業者に三〇万円以下（新設された蔓延防止等重点措置の発令下では二〇万円以下）の過料を科すことができるようになり、入院拒否者や疫学調査拒否者にそれぞれ五〇万円以下、三〇万円以下の過料を科すことができるようになったが、市民の外出自粛に関しては罰金や過料は設定されなかった。

［9］「（考論　長谷部×杉田）コロナ対策、「罰則」と「自由」と」朝日新聞二〇二〇年七月二六日朝刊。

［10］'Coronavirus: What are the current restrictions and why are they needed?', BBC News, 1 April 2020. https://www.bbc.com/news/explainers-52010555（二〇二一年九月三日最終アクセス）

［11］これらの制限は二〇二一年の春以降、徐々に緩和されたが、イングランドで公共交通機関でのマスク着用義務を含む行動制限が完全になくなったのは二〇二一年七月一九日のことである。なお、ＵＫ内のスコットランドやウェールズ、北アイルランドはイングランドとルールが少し違うため、今回はイングランドに限って説明した。

［12］二〇二〇年四月から五月にかけての一回目の緊急事態宣言下での行動制限については、ＮＨＫの次の特設サイトを参照。https://www3.nhk.or.jp/news/special/coronavirus/tokyo/emergency.html（二〇二一年九月三日最終アクセス）

［13］たとえば以下の千葉大学の研究を参照。「緊急事態宣言の後では宣言前と比べ40％～50％の感染率が低下～状態空間ＳＩＲモデルで捉えたCOVID-19の感染者数変化～」PRTimes、二〇二〇年六月一一日。https://prtimes.jp/main/html/rd/p/000000418.000015177.html（二〇二一年九月三日最終アクセス）

［14］産経新聞二〇二〇年五月二一日朝刊より。

［15］朝日新聞二〇二〇年六月二三日朝刊より。

［16］井上、「コロナ・ラプソディー」、三四頁。

［17］同論文、三四頁。

［18］同論文、三八頁。

［19］同論文、三五頁。

［20］先述の朝日新聞紙上において憲法学者の長谷部恭男は、特措法の営業制限などに対する憲法上の補償の必要性はないと論じている。井上達夫はその点を下記の文献で批判的に論じているので、関心のある者は参照されたい。井上達夫「ネオ・ピューリタニズムに抗して――喫煙の人生論と法哲学」児玉聡編『タバコ吸ってもいいですか――喫煙規制と自由の相剋』信山社、二〇二〇年、二四一－二四四頁。

[21] 井上、「コロナ・ラプソディー」、三八‐九頁。カギカッコに入っているのが引用部分で、それ以外は筆者の要約。

[22] 以下の拙論について、さらに詳しくは下記の論考も参照のこと。児玉聡「「多数派の専制」生む自粛要請 公衆衛生政策の見直し必要」『Journalism』三六三号、七四‐八一頁、二〇二〇年。児玉聡「生命倫理と同調圧力」科研費報告書、二〇二一年。

[23] また、社会心理学ではソロモン・アッシュの同調実験（conformity study）が有名だが、日本で「同調圧力」と言われる場合は、このconformity（世間や社会の規範に従うこと）の意味も含まれていると思われる。

[24] J・S・ミル『自由論』山岡洋一訳、光文社、二〇〇六年、一七‐一八頁。

[25] 'Teargas, beatings and bleach: the most extreme Covid-19 lockdown controls around the world', The Guardian, 1 Apr. 2020. https://www.theguardian.com/global-development/2020/apr/01/extreme-coronavirus-lockdown-controls-raise-fears-for-worlds-poorest（二〇二一年九月五日最終アクセス）

[26] 'Coronavirus: Police issue 17,000 fines for lockdown breaches', BBC News Online, 29 May 2020. https://www.bbc.com/news/uk-52852498（二〇二一年九月五日最終アクセス）

[27] 'Coronavirus: Clamp-down on barbers offering lockdown haircuts', BBC News, 26 May 2020. https://www.bbc.com/news/uk-england-kent-52808740; より最近の事例としては、'Barber's hit with £1,000 fine for cutting people's hair during lockdown', *Independent*, 12 Jan 2021, https://www.independent.co.uk/news/uk/home-news/barbers-fine-london-haircut-lockdown-coronavirus-b1786283.html（二〇二一年九月五日最終アクセス）

[28] 同調圧力が強いというのが日本人論としてしばしば言われるが、これは日本特有のものではなく、日本で取り立てて強いというエビデンスもないということが、心理学を専門とする東大名誉教授の高野陽太郎によって主張されている。高野陽太郎「「日本は同調圧力が凄い」というのは本当なのか？」現代ビジネス、二〇二一年八月四日 https://gendai.ismedia.jp/articles/-/85805?imp=0（二〇二一年九月七日最終アクセス） アッシュの同調行動研究に関する国際比較について論じている次の文献も参照。高野陽太郎『「集団主義」という錯覚——日本人論の思い違

いとその由来』新曜社、二〇〇八年。

[29] なお、ハード・ロックダウンをしていた英国では、労働者の給与を支払えなくなった企業（観光業やサービス業などだけでなく、ナイトクラブなども含む）に代わって、政府が給料の大部分を肩代りして支払う補償制度（furlough scheme）が二〇二〇年三月下旬から始まり、徐々に縮小されたものの二〇二一年九月末まで続いた。次のBBC Newsの記事が参考になる。'Covid: What impact has the furlough scheme had?', BBC News, 30 September 2021, https://www.bbc.co.uk/news/business-54601117（二〇二二年一月一五日最終アクセス）

■第五講

[1]「【第4弾】対談シリーズ「立ち止まって、考える」内田由紀子×出口康夫【後編】」二〇二〇年四月二八日。https://ukihss.cpier.kyoto-u.ac.jp/1510/（二〇二一年九月六日最終アクセス）

[2] 同上。

[3] 同上。

[4] 児玉聡「予防の倫理学——病気・犯罪・災害の対策を哲学する」『ミネルヴァ通信「究」』、二〇一八年九月の九〇号以降。

[5] 筆者作成。このような表は公衆衛生分野では共有の知識になっているため、多くの教科書では典拠が示されないことが多いが、下記の文献まで遡ることができる。Elena O. Nightingale, et al., *Perspectives on Health Promotion and Disease Prevention in the United States*. National Academies Press, 1978.

[6] スティーブン・P・ラブ『犯罪予防——方法、実践、評価』（渡辺昭一他訳、社会安全研究財団、二〇〇六年）を参考に筆者作成。

[7] 'Trump Says Coronavirus Cure Cannot 'Be Worse Than the Problem Itself'', *The New York Times*, 23 Mar

2020. https://www.nytimes.com/2020/03/23/us/politics/trump-coronavirus-restrictions.html（二〇二一年九月六日最終アクセス）

[8] 警察政策学会犯罪予防法制研究部会（これからの安全・安心研究会）「「これからの安全・安心」のための犯罪対策に関する提言」、二〇一三年、二〇頁。http://asss.jp/report/71.pdf（二〇二一年一一月三〇日最終アクセス）

[9] 同資料、八頁。

[10] 「「コロナ感染は自業自得」日本は11％、米英の10倍――阪大教授など調査」読売新聞オンライン、二〇二一年六月二九日。https://www.yomiuri.co.jp/national/20200629-OYT1T50107/（二〇二一年九月七日最終アクセス）なお、日本以外の国については、米国（一・〇〇パーセント）、英国（一・四九パーセント）、イタリア（二・五一パーセント）、中国（四・八三パーセント）となっている。

[11] たとえば以下を参照。国立感染症研究所病原体ゲノム解析研究センター「新型コロナウイルスSARS-CoV-2のゲノム分子疫学調査」二〇二〇年四月七日。https://www.niid.go.jp/niid/ja/basic-science/467-genome/9586-genome-2020-1.html（二〇二一年九月七日最終アクセス）

[12] 日本で行われたそのような研究の一例として、下記。Toshiki Takenouchi, et al., Clinical Utility of SARS-CoV-2 Whole Genome Sequencing in Deciphering Source of Infection. *Journal of Hospital Infection*, 107, 2021, 40–44.

[13] Michael Millar, Moral Permissibility and Responsibility for Infection, *Public Health Ethics*, 5(3), 2012, 314–317.

[14] 玉手慎太郎「感染予防とイベント自粛の倫理学」『現代思想』四八巻七号、二〇二〇年、一〇九–一一六頁。

[15] 筆者の見解については、以下の文献も参照。児玉聡「予防の倫理学――病気・犯罪・災害の対策を哲学する（26）被害者の自己責任について考える」『ミネルヴァ通信「究」』一一五号、二〇二〇年、二四–二七頁。

[16] 美馬達哉『感染症社会――アフターコロナの生政治』人文書院、二〇二〇年、一〇一頁。

[17] 「「自己責任　批判は当然」安田さん会見」朝日新聞二〇一八年一一月二日朝刊。

[18] ジェフリー・ローズ『予防医学のストラテジー――生活習慣病対策と健康増進』水嶋春朔他訳、医学書院、一九九八

年、一四頁。

[19] グローバル・ジャスティスについては、以下の著作などを参照。ピーター・シンガー『グローバリゼーションの倫理学』山内友三郎・樫則章監訳、昭和堂、二〇〇五年。井上達夫『世界正義論』筑摩書房、二〇一二年。

■補講

[1] 国内はＮＨＫのまとめ（https://www3.nhk.or.jp/news/special/coronavirus/data-all/）、世界はWHO Dashboardより（https://covid19.who.int/）。ともに二〇二一年九月七日最終アクセス。

[2] その後、ＷＨＯは二〇二一年八月三〇日にラムダ株の次のミュー株を注目すべき変異株（ＶＯＩ）として公表した。「【詳しく】〝ミュー株〟とは コロナ変異株 最新情報まとめ」ＮＨＫニュース、二〇二一年九月三日。https://www3.nhk.or.jp/news/html/20210903/k10013240591000.html（二〇二一年九月七日最終アクセス）

さらに、同年一一月二六日にＷＨＯは、新たに懸念される変異株（ＶＯＣ）をオミクロン株と名付けて公表した。国立感染症研究所「SARS-CoV-2 の変異株B.1.1.529 系統（オミクロン株）について（第５報）」https://www.niid.go.jp/niid/ja/2019-ncov/2551-cepr/10876-sars-cov-2-b-1-1-529.html（二〇二二年一月一五日最終アクセス）

[3] RISTEX-ELSI プロジェクト企画調査「パンデミック対策の国際比較と過去の事例研究を通じたＥＬＳＩアーカイブ化」（研究代表者：児玉聡）。https://www.jst.go.jp/ristex/funding/elsi-pg/index.html（二〇二一年九月七日最終アクセス）

[4] その後、都道府県レベルでも大規模接種会場を準備したため、最終的に、たとえば大阪市の高齢者は、政府が設置した自衛隊大規模接種会場での集団接種、かかりつけ医による個別接種、区民センターでの集団接種、大阪市が設置した大規模接種会場での集団接種、大阪府が設置した大規模接種会場での集団接種の五つの接種機会が設けられることになった。「大阪市の接種機会 5種類 混乱懸念」朝日新聞二〇二一年五月一八日朝刊。

[5] 二〇二一年八月一三日時点での累計の総接種回数は約一億八一八万回となっており、うち一般接種（高齢者を含む）は約八九五〇万回、医療従事者等は約一二三〇万回、職域接種は約九二八万回となっている。首相官邸のウェブサイト「新型コロナワクチンについて」より。https://www.kantei.go.jp/jp/headline/kansensho/vaccine.html（二〇二一年九月八日最終アクセス）

[6] 「首長の優先接種 相次ぐ 自治体トップの「優先」公正か」朝日新聞二〇二一年五月一四日朝刊。

[7] 「ワクチン接種加速へ 対策次々」朝日新聞二〇二一年五月二六日朝刊。

[8] 「持病など14種 優先接種」産経新聞二〇二〇年一二月二六日朝刊。

[9] 厚労省ウェブサイトより。https://www.cov19-vaccine.mhlw.go.jp/qa/0047.html（二〇二一年九月八日最終アクセス）

[10] パブリックコメントについては以下を参照。提出意見総数は約三五〇〇件だった。「「新型コロナウイルス感染症に係るワクチンの接種について（案）」に関する意見募集の結果について」。https://public-comment.e-gov.go.jp/servlet/Public?CLASSNAME=PCM1040&id=060201223&Mode=1（二〇二一年九月八日最終アクセス）

[11] イギリスのワクチン接種についての概要は以下を参照。濱島ゆり「英国便り――ワクチン接種の現状と課題」（二〇二一年四月二八日）。以下のサイトで読むことができる。https://www.pandemic-philosophy.com（二〇二一年九月八日最終アクセス）

[12] 厚生労働省「新型コロナウイルス感染症に係る予防接種の実施に関する手引き（2.1版）」九–一二頁。次のウェブサイトよりダウンロード可能。https://www.mhlw.go.jp/stf/seisakunitsuite/bunya/vaccine_notifications.html（二〇二一年九月八日最終アクセス）

[13] 産経新聞二〇二一年三月一七日朝刊。

[14] 先の注と同様、厚労省のウェブサイトよりダウンロード可能。

[15] 現時点での同手引き最新第6版についても、この点について重要な追加はない。https://www.mhlw.go.jp/content/000868868.pdf（二〇二二年一月一五日最終アクセス）

[16] たとえば以下の記事を参照。「ワクチン接種ほころび 職域一時休止 配送目詰まり指摘」朝日新聞二〇二一年六月二九日朝刊。

[17]「ワクチンパスポート「早く」」朝日新聞二〇二一年六月二五日朝刊。

[18] 日本ではその後、「ワクチン・検査パッケージ」という名称が用いられることになった。新型コロナウイルス感染症対策分科会「ワクチン接種が進む中で日常生活はどのように変わり得るのか?」二〇二一年九月三日 https://www.cas.go.jp/jp/seisaku/ful/taisakusuisin/bunkakai/dai7/vaccine_nichijou.pdf（二〇二二年一月一五日最終アクセス）

[19] ワクチンパスポートの導入を巡って英米で行われている議論について詳しくは、鈴木英仁「COVID-19ワクチンパスポートに関する倫理的議論の紹介」（二〇二一年六月三〇日）を参照。以下のサイトで読むことができる。https://www.pandemic-philosophy.com（二〇二一年九月八日最終アクセス）

[20]「週2回の無償ウイルス検査、英イングランドの全市民に提供へ」。BBC News, 二〇二一年四月五日。https://www.bbc.co/japanese/56636489（二〇二一年九月八日最終アクセス）

[21]「京都「4度目の緊急事態宣言」判断を見送り――西脇知事「まん延防止と宣言に差がない」」MBSニュース、二〇二一年八月一三日。なお、府内の感染拡大に伴い、西脇知事は一転して方針を変え、京都府も八月二〇日に緊急事態宣言が発出された。

[22] 伊沢亘洋・榮福真穂「日本・台湾・韓国の感染症関連法比較――入院・隔離・検査・自粛等の強制・罰則」三頁。https://www.pandemic-philosophy.com/（二〇二一年一一月三〇日最終アクセス）

[23]「菅首相記者会見詳報（6）ロックダウンの手法「日本になじまない」」産経新聞ニュース、二〇二一年七月三〇日。https://www.sankei.com/article/20210730-XSDSL7BIO5IEZJGM3AWBSJKZ5I/（二〇二一年九月八日最終アクセス）

[24] ギャレット・ハーディン「共有地の悲劇」シュレーダー＝フレチェット編『環境の倫理』下巻、京都生命倫理研究会訳、晃洋書房、一九九三年、四四五‐四七〇頁。

[25] 日本の予防接種の歴史については、以下の文献を参照。手塚洋輔『戦後行政の構造とディレンマ――予防接種行政の

変遷』藤原書店、二〇一〇年。

［26］e-GOV 法令検索「災害対策基本法」より。https://elaws.e-gov.go.jp/document?lawid=336AC0000000223（二〇二一年九月八日最終アクセス）

［27］津久井進「感染症と災害法制――市民生活における差別」『法律時報』九三巻三号、二〇二一年、七八-八一頁。第二〇一回国会の予算委員会（二〇二〇年四月二八日）の議事録は以下。https://www.shugiin.go.jp/Internet/itdb_kaigiroku.nsf/html/kaigiroku/001820120200428020.htm（二〇二一年九月八日最終アクセス）

［28］災害対策についての筆者の見解は、以下の連載を参照。児玉聡「予防の倫理学――病気・犯罪・災害の対策を哲学する（34）災害予防について考える（1）」『ミネルヴァ通信「究」』一二三号、二〇二一年、二四-二七頁。また、防災研究から見た感染症対策については、京都大学防災研究所の矢守克也氏の論考が参考になる。矢守克也「「境界なき災害」――人文系自然災害科学から見たコロナ禍」『自然災害科学』三九巻二号、二〇二〇年、八九-一〇〇頁。

［29］CDCのCOVID-19の感染動向予測やメイヨークリニックのCOVID-19ホットスポット予測など。https://www.cdc.gov/coronavirus/2019-ncov/science/forecasting/forecasts-cases.html; https://www.mayoclinic.org/coronavirus-covid-19/map（二〇二一年九月八日最終アクセス）

［30］ピーター・シンガー「ワクチン接種は自由の侵害にならない、「個人の選択」ではなく強制すべき」ニューズウィーク日本版、二〇二一年八月一八日。https://www.newsweekjapan.jp/stories/world/2021/08/post-96926.php（二〇二一年九月八日最終アクセス）

［31］今回は予防接種法に基づきワクチン接種が行われたが、新型インフルエンザ等対策特別措置法には、「特定接種」という形で、医療従事者や社会機能維持者への優先接種の規定が作られている。埼玉県の次のウェブサイトがわかりやすい。「新型インフルエンザ等対策特別措置法に基づく特定接種について」（二〇一九年一一月一日）https://www.pref.saitama.lg.jp/a0701/newinflu/tokuteisessyu.html（二〇二一年九月八日最終アクセス）

文献案内

■倫理学に関する入門書

児玉聡『実践・倫理学――現代の問題を考えるために』（勁草書房、二〇二〇年）

赤林朗・児玉聡編『入門・倫理学』（勁草書房、二〇一八年）

倫理学に関する入門書としては、この二冊を勧めます。一冊目は死刑制度や安楽死の是非といった具体的な問題を通して倫理学の考え方を学べると思います。二冊目はより理論的なもので、倫理学や政治哲学の知識を体系的に身に付けたい人にお勧めです。

■公衆衛生倫理

赤林朗・児玉聡編『入門・医療倫理Ⅲ――公衆衛生倫理』（勁草書房、二〇一五年）

公衆衛生倫理に関しては、この本が体系的な教科書になっています。今回の講義の内容も、この本で論じていることが下敷になっています。

■今回のパンデミックに関する本

今回のパンデミックに関する本は、雑誌の特集なども含め、非常に多く出版されています。本屋さんで立ち読みをすると、まさに玉石混淆であることがわかります。私も Amazon でタイトルだけを見て買って、後悔したことも何度かありました。私はそれほど多くを読んだわけではありませんが、以下は私が勉強になった本です。

広瀬巌『パンデミックの倫理学——緊急時対応の倫理原則と新型コロナウイルス感染症』(勁草書房、二〇二一年)

この著作は、本書の内容と重なる部分が多いもので、とくに医療資源の配分の倫理について詳しく論じられています。本書を読んでからこの著作を読むと、理解が深まると思います。なお、医療資源の配分の倫理についてさらに詳しく知りたい方は、同じ著者による『誰の健康が優先されるのか——医療資源の倫理学』(ボグナー/ヒロセ、岩波書店、二〇一七年)を読むことを勧めます。

美馬達哉『感染症社会――アフターコロナの生政治』（人文書院、二〇二〇年）

これは医師兼哲学者の著者が、病気としての感染症という側面だけでなく、差別や犠牲者非難などを生み出す社会現象としての感染症について論じた著作です。今回のパンデミックをこれまでの感染症の歴史を踏まえて考えるのに役立つでしょう。

大林啓吾編『コロナの憲法学』（弘文堂、二〇二一年）

アメリカやイタリア、韓国といった他国の緊急事態法制などを参照しながら、憲法の視点から教育を受ける権利や信教の自由といった市民の権利の保障について論じている著作です。二段組で余白も小さいですが、各章は比較的短くて読みやすいと思います。

読売新聞東京本社調査研究本部編『報道記録 新型コロナウイルス感染症』（読売新聞社、二〇二一年）

これは二〇二一年四月ごろまでの新聞報道のアーカイブで、手元に置いておくと、今後、当時の状況を振り返ったりするのに役立つでしょう。

日本看護協会出版会編集部編『新型コロナウイルス ナースたちの現場レポート』（日本看護協会出版会、

二〇二一年）

病院や保健所、介護施設などさまざまな現場で新型コロナウイルス感染症と向き合っていた看護師や保健師の方々のレポートを集めた貴重なアーカイブです。電話帳のように分厚いですが、読み応えがあります。

講義の中でも少しお話しましたが、私は二〇一九年の四月から二〇二〇年三月まで英国のオックスフォードに滞在して研究をしていました。そのため、中国武漢の都市封鎖やダイヤモンド・プリンセス号の事件など、新型コロナウイルス感染症が世界中に拡大していく初期の頃にあったニュースは、英国滞在中に見聞していました。この感染症がまだ英国では大きな問題ではなかった時期に友人たちと会食していたときに、今、世界中で二週間ほど全面的にロックダウンすれば、感染症の拡大は防げるんじゃないかと話していたことを鮮明に記憶しています。残念ながら実際にはそのような国際協調は実践されず、COVID-19は世界の各地に飛び火していきました。

二〇二〇年の三月中旬に無事に帰国して、しばらく自宅待機しながら新学期の準備をしていましたが、結局日本でも四月上旬から緊急事態宣言が発出され、その後しばらく在宅勤務が続きました。毎日、大学の授業の準備をしたり、子どものオンライン講義の手伝いをしたりしてストレスが溜っていたのかもしれませんが、とにかく私は憤っていました。何に憤っていたかというと、人文系の研究者たちが目下のパンデミックに関して何ら役に立つ研究をしようとせず、大学もいつも通りの研究と教育を続けようとしているように見えたことでした。正直なところ、京都大学は一年ぐらい授業は休みにして、パンデミック対策に役立つ研究を進めた方が社会の役に立つのではないか。そういうことができない大学は何のためにあるのだろうか。役に立たないと言われている人文系でも、史学の研究者は感染症の歴史を掘り返したり、文学研究者は他国の状況を紹介したりするぐらいはできるはずだ。……などと考えて私にしては珍しく腹を立てていました。

そういう思いを同僚であり京都大学人社未来形発信ユニットの代表でもある出口康夫氏にオンラインで相談したところ、ちょうど「立ち止まって、考える」というプロジェクトが立ち上がった頃だったため、とんとん拍子に今回の講義の話につながりました。

YouTube Live でのオンライン講義については、当初はとくに期待していなかったのですが、YouTube と Twitter を用いた（私にとっては）新しい形式での講義は大変刺激になり、また学ぶところが多くありました。「立ち止まって、考える」の企画はメディアでも取り上げられて注目を浴びていましたが、大袈裟に言えば、大学が提供する教育の新たな可能性が示されたのではないかと思います。

講義は無料で聴講制限なしで行われました。当日の撮影や配信をほぼ一人で担っていた大西琢朗氏の視聴者分析によると、第一回から第五回までのライブ視聴者数は二〇〇〇人弱〜六〇〇〇人強で、一年後に行った六回目は四〇〇人強でした。視聴者層は、男女半々くらいで、従来のシンポジウムや公開講義に比べると若年層が多く、大学のシンポジウムよりは、書店でのブックトークや小規模読書会に参加するような層と思われました。また、講義中は YouTube のチャット欄や Twitter のツイートで盛んに意見が交換されていましたが、私が強い感銘を受けたのは、講師や他の参加者の意見に真摯に向き合うコメントが多く、聡明であると同時に謙虚である人が圧倒的に多いということでした。ネット上には他人の意見を聞かず、匿名であることをいいことに人を傷つけるコメントを平気でする人々が溢れている……という風に考えられがちですが、少なくとも今回はそうではなく、きちんと場を設定すれば、講義内容を土台にしておもしろい意見が飛び交う対話の場ができる、ということが実感されました。「大学が提供する教育の新たな可能性が示された」と書いたのは、そういう経験をしたからです。ライブ配信の生々しさは体感できないと思いますが、よければYouTubeで当時の講義を少し見ていただければと思う次第です。毎週新しい講義内容を準備していたため準備はかなり大変でしたが、終わってしまえば楽しかった記憶だけが残っています。

さて、講義が開始した二〇二〇年七月頃までには、私の憤りは峠を越えていました。それは、私と同じように「何かしないと」と思っていた知り合いの生命倫理学研究者たちと共同研究を開始したり、私が所属する日本生命倫理学会の方でも企画を立ち上げたりして、いろいろ研究を進めるようになっていたからだと思います。現在も、今回のパンデミックの倫理的・法的・社会的問題（ＥＬＳＩ）にはどのようなものがあるのか、また私を含めた人文社会科学系の研究者にはどのような研究と貢献ができるのか、といった問題意識で研究を行っています。私や共同研究者の研究についてここでは詳述できませんが、よければpandemic-philosophy.comというサイトを見てもらいたいと思います。

講義の書籍化の話は早くからいただいていましたが、諸般の事情により大幅に遅れ、最初の講義から数えて二年後にようやく出版されることになりました。一定の時間が過ぎたことで、当時の社会状況が肌感覚ではわかりにくくなっている面もあるかもしれませんが、この出版を通じて当時の記録が残ることで、今後も起きるだろうパンデミックの対策を考えるうえで少しでも役に立つことを願っています。

最後になりましたが、謝辞を述べて本稿を終えたいと思います。同僚の出口康夫氏、大西琢朗氏には「立ち止まって、考える」の企画で最初から最後までお世話になりました。本書の執筆に当たっては講義の文字起こしも準備していただきました。また、科学技術振興機構（ＪＳＴ）の社会技術研究開発センター（RISTEX）から研究費をいただいて「パンデミック対策の国際比較と過去の事例研究を通じたＥＬＳＩアーカイブ化」（二〇二〇年度）という研究を実施していましたが、その共同研究者のみなさんにはいろいろ助言をいただきました（現在も新たに研究費を受けて研究を継続しています）。ナカニシヤ出版の由浅啓吾さんには講義を文章化するにあたって内容や表現について多くの有益なコメントをいただきました。以上の方々に深く感謝いたします。最後に、深刻なテーマでありつつも楽しく講義をさせてくれた受講者のみなさんにも感謝の意を表します。みなさんと再びオンラインあるいは対面で会える日を楽しみにしています。

二〇二二年五月、活気が戻りつつある吉田キャンパスの研究室にて

児玉 聡

事項索引

人名索引

執筆者紹介

児玉　聡（こだま さとし）

京都大学大学院文学研究科教授。専門は倫理学。
著書に『実践・倫理学』（勁草書房、2020年）、『タバコ吸ってもいいですか』（編著、信山社、2020年）、『正義論』（共著、法律文化社、2019年）、『終の選択』（共著、勁草書房、2017年）、『功利主義入門』（ちくま新書、2012年）、『功利と直観』（勁草書房、2010年）ほか。

京都大学「立ち止まって、考える」連続講義シリーズ01
COVID-19の倫理学
パンデミック以後の公衆衛生

2022年7月31日　初版第1刷発行
2023年1月25日　初版第3刷発行

著　者　児玉　聡
発行者　中西　良
発行所　株式会社ナカニシヤ出版
〒606-8161　京都市左京区一乗寺木ノ本町15番地
Telephone　075-723-0111
Facsimile　075-723-0095
Website　http://www.nakanishiya.co.jp/
Email　iihon-ippai@nakanishiya.co.jp
郵便振替　01030-0-13128

印刷・製本＝ファインワークス
装幀＝猿人｜ENJIN TOKYO ／ gida_gida

ISBN978-4-7795-1681-8